JN089627

50歳代から脳と体を鍛えなければ、65歳を過ぎて老化は一気に加速する

医療法人ハンス
理事長・医師
長井敏弘

南々社

50歳代から
脳と体を鍛えなければ、
65歳を過ぎて
老化は一気に加速する

はじめに

「運動」は「運を動かす」と書く

私は、これを執筆している2024年5月現在71歳ですが、若く見え、よく50代に間違われます。心身ともにすこぶる元気で、美容整形はしていませんし(笑)、この本に掲載している写真は、最近撮影したもので、もちろん加工もしていません。

周りを見てみると、65歳を過ぎてもハツラツと動き回り、見た目も若い人がいる一方で、病気によるものではないのに、60代前半で生気が失われたように心も体も疲れ果てて、年齢よりも老けて見える人もいます。

なぜこんなにも差が出てくるのか、心療内科医&美容内科医としての職業的興味から、多くの65歳を過ぎた方にいろいろ聞き取り調査をしたところ、若いときに無茶をしたとかではなく、50歳から、どれだけ脳と体を鍛えてきたかが大きく関わっていることがわかりました。特に、脳は大切です。脳は体をコントロールしており、いくら体を鍛えても、脳が弱々しければ、体も老化してしまいます。

実際、私は、若い頃にはメチャクチャな生活をしていました。50代以降、ストレスによる病気を2回、さらに腰椎骨折まで経験。本格的に趣味と運動とに励んだのは、60歳を過ぎてからでした。嫌なことがあったり、仕事がうまくいかなくなったりしたときには、頭が真っ白になるまで運動をしました。**「運動」は「運を動かす」と書くからです。**

その成果は65歳を過ぎた頃から出てきて、だんだんと気持ちも体調もすこぶるよくなってきました。理想では50歳を過ぎた頃から気合を入れて趣味と運動に励んでほしいのですが、**60歳を過ぎてからでも遅くはありません。**

50歳を過ぎた皆さん！　とにかく1日でも早く、私がこの本で皆さんにアドバイスすることを実践してみてください。半年もすれば、効果が実感できるはずです。

もくじ

第2章 加齢と老化は違う 25

第3章 内面から老化を防ぐ 43

第4章 実践！ 年をとっても老けないための方法 67

第5章 ストレスは最大の老化要因——ストレス克服法 121

第6章 中高年に贈る、心療内科医&美容内科医からのアドバイス

心と体の老化度チェック

次の 20 項目について、該当するものがあればチェック（✓）を入れてください。

- □ 朝起きたとき、疲れが取れていない日のほうが多い
- □ 朝食を抜くことが多い
- □ 食事はどちらかというと不規則だ
- □ 人に気を使うことが多い
- □ 小さなことがずーっと気になることがある
- □ ここ1か月、思い切り笑った記憶がない
- □ ストレスがたまって、なかなか抜けない
- □ 休みの日は、家でゴロゴロしていることのほうが多い
- □ 寝る前は歯磨きだけして、洗顔はしない
- □ 夜中にトイレに行きたくなって、目が覚めることがよくある
- □ 階段を上っていると、息切れすることがある
- □ 運動するのは週に2回以下
- □ たばこは毎日 10 本以上吸っている
- □ 飲酒は、ほぼ毎日
- □ 毎日5錠以上の薬を服用している
- □ 時々、物忘れがある
- □ 風邪をひきやすい
- □ 服装には無頓着だ
- □ 最近、ときめくことがほとんどなくなった
- □ 筋肉量は平均以下で、脂肪の量は平均以上

診断結果

チェック項目数	診　断
0～2	優秀です。今のペースで若返りを図りましょう。
3～5	老化は超スローペースです。チェックした項目を少しずつ改善すれば、見た目の若返りは可能です。
6～10	老化速度はゆっくりですが、確実に進んでいます。チェックした項目を早急に改善してください。
11～15	老化がどんどん進んでいます。この本を読んで、大きく生活改善してください。
16～20	老化は、かなりの勢いで加速しています。1日でも早く生活を改めないと、生活習慣病も含め、大変なことになる可能性があります。この本を熟読して、大きく生活改善をしてください。

第1章

私の過去のメチャクチャな生活と今の充実したアンチエイジング生活

✤ 仁義なき戦い 広島死闘編

私は、夕暮れ近くになると「おはよ〜」という声があちこちで聞こえ活気づく、歓楽街にある色街に育ちました。小学生の頃、父親と銭湯に行ったときは刺青の人たちがたくさんいるのを見て、「大人になったら刺青するのか」と本気で信じていました。中学生の頃、家で勉強していると近所で拳銃の発砲音が聞こえ、びっくりしたことがありました。あの映画『仁義なき戦い 広島死闘編』のリアルな場所で、多感な時期を過ごしたのです。

もちろん学校の成績は最悪で、地元の公立中学で下から10番以内に入っていました。高校時代も成績はそれほど良くはなく中の上くらいで、卒業後、浪人してなんとか大学に入学しましたが、授業も出ず遊び呆けて留年。卒業後は、無難に公務員として働くことになりました。主な仕事は、デパートでの水道のパッキン交換の実演（配属が水道局だったので）、幹部の運転手、市民の苦情処理などの下働きでしたが、繁華街という過激な環境で育った私にとって、公務員という安定した生活は退屈なだけで、結局、1年も経たないうちに退職。その後は「立ちんぼ」といって、駅近くに立っているとライトバンがやってきて、名前だけ言って建設現場に連れて行かれるという仕事をしばらくしました。いわゆる日雇人夫です。

建設現場では土木作業が主ですが、ある雨の日、ミキサー車がやってきてセメントを流し始め、私たち日雇人夫は雨が染み込む前に、セメントを木枠の基礎部分にかき集めなければなりませんでした。そのうち雨で体はびしょ濡れ、腕の感覚がなくなり、現場監督の怒号の中、必死で雨が染み込み重くなったセメントをかき集めていましたが、シャベルが木枠に当たり、切れた針金が私の顔めがけて飛んできました。私の顔の頬のあたりには４㎝くらいの切り傷ができ、まるでその筋の人のような形相になったのを覚えています。

その後は宣伝カーの運転手、ピンサロ（いわゆる風俗店）やキャバレーの店員など、いろいろな職を転々としました。

守護霊現る

キャバレーでビールを客のいる席まで持っていくと、酔った客から「ビールなんか頼んでないわ～っ」と、そのビールをかけられました。びしょ濡れになりながら、「ビール頼んだじゃないか！」と心の中で叫びつつ、ひたすら頭を下げました。

店長からこっぴどく叱られ、まあそんなことはよくあることなので慣れてはいましたが、さすがにその夜、電気を消して布団に入り「このままでは落ちるところまで落ちるな……。どこかでストップをかけないとなあ……」とウトウトしていると、枕元に兵隊帽をかぶった人が立ち、優しくこちらを見つめているのに気づきました。2、3日は現れていたと思います。怖さは全く感じず、守られている気がしたので、おそらく守護霊だったのでしょう（医者がこんなことを書くと笑われそうですが……、事実なんです！）。

その守護霊がエネルギーを注入してくれたのか、だんだんと意欲が湧いてきて、勤務していたキャバレーの客の中で一番羽振りのよかった医者になれば、それ以下に落ちることはない！と、無謀にも医学部受験を思い立ち、受験勉強を始めました。もう25歳を過ぎていました。

わずかな貯金を頼りに、朝から夜遅くまで必死に勉強しましたが、模擬試験を受けても偏差値は50以下。それでも自分に鞭打ち、努力は必ず報われると信じて頑張り続けましたが、なかなか模試の成績は上がりませんでした。当時すでに結婚していたので、妻に頼んで、私が立ち上がれないように椅子にロープで後ろから縛ってもらい、歯を食いしばって勉強を続けました。

その甲斐あって少しずつ成績は上がりましたが、とても医学部に合格できるレベルまではいかず、2年連続で不合格。一時は「この決断は間違っていたのか」と悔し涙を流すこともありましたが、3年目はポジティブ思考に変更、時にはハメを外し、運動もするというメリハリをつけた勉強法（『医学で合格（うか）る勉強法』〈スバル舎、2016年〉に詳しく書いています）に変えると、成績はぐんぐん上がり、最後の模試ではついに偏差値75まで到達しました。

3月初め、合格発表の掲示板（当時はホームページでの発表はなく、掲示板のみ）を見に行くのが怖くて、何時間も街をうろうろし、発表の5時間後、誰もいなくなった大学構内の合格者掲示板を見に行って、自分の番号を見つけたときには、涙が滝のように流れ出し、そこにしばらく立ち尽くしていました。27歳の春、やっと、地元の広島大学医学部に合格することができたのでした。

✤医師ではなく、予備校講師に

大学に入学後は、生活費を稼ぐため地元の大手予備校で数学講師をしましたが、ほかの講師とは全く違った人生を歩んできたせいか、知らない間に人気講師になっていました。同時に、年のいった医学部生たちと一緒に塾を立ち上げ、勉強と両立させながら、なんとか卒業までたどり着きました。

さあ、医者としてスタートかと思っていたある日、東京に本拠地を置く大手予備校の幹部から、ぜひ会いたいという電話がかかり、その後、私は高級フレンチレストランに連れて行かれました。そこでその幹部は、「先生、医者なんていつでもできますよ。先生ならスターになれる。東京で参考書出したりして、大金稼ぎましょうよ！」と、私を甘い言葉で誘いました。

頭の中で研修医の給料と天秤にかけた意志の弱い私は、この誘惑に逆らうことができず、医師ではなく、数学の予備校講師として、東京を拠点に大阪、京都、名古屋と、全国を駆け回ることになりました。

数学の受験参考書を執筆し、衛星放送講師として1クラス400人という、今の少子化時代では考えられないマンモスクラスも担当。私の授業を受けるため生徒は行列をつくり、休憩時間には生徒からサイン攻め、給与は1コマ90分で15万円という超高額。時代はバブル絶頂期、派手な格好で仕事が終わったら六本木や銀座に直行し、稼いだお金のほとんどを遊興費に浪費してしまいました。

ある時、いつものように仕事が終わってタクシーに乗り「六本木まで」と告げると、タクシーの運転手さんに「今から仕事ですか、頑張ってくださいね」と言われ、びっくり。その時の服装が派手な紫色のチャイナ服だったので、ホストと勘違いされたようです。こんな生活が6、7年続きましたが、毎日のように明け方までお酒を飲んで遊び狂い、お金を垂れ流し、フェラーリを購入（だいたい急にお金が入ると、フェラーリ買いますね）という金満生活でした。元々、色街に育ったせいもあり、まさしく水を得た魚状態でした。今にして思えば、命を削るような、実に体に悪いグチャグチャな生活を送っていたわけです。

❀医学部恩師に叱られ、年収10分の1の勤務医に

そんなある日、広島に帰る飛行機の中で、医学部の恩師、H教授（その後、広島大学学長）にばったり会いました。教授から「学会か？」と問われ、現在の自分の予備校講師の仕事と高収入についてドヤ顔で話しましたが、突然、大きな声で「バカたれ～、医者になるために医学を教えたのに、何をしとる。すぐにやめて医者にもどれ！」と叱られました。

さらに、「おまえは回り道をしたおかげで、人の苦しみがわかるはずだ。精神科をやれ！」と進言を受け、結局、高給の予備校講師を捨て、精神科病院で勤務医として働くことになり、年収はなんと10分の1に減りました。その後、内科医院などを経て、心療内科クリニックを開業しました。

心療内科の診察室では、患者さんの話を聞いているうちに自分のつらい経験とかぶり、親身になって診察をすることが多く、H教授の予想通り、患者は右肩上がりで増え続け、また大学時代に始めた塾も順調に生徒数・校舎数を増やし、さらに地元のラジオやテレビ番組のレギュラーとして、出演を依頼されるようにもなりました。

経営者&心療内科医&テレビ番組レギュラー。しかし、ストレスから病気連発

心療内科クリニックで毎日50人以上の患者さんの診察後、夕方から夜遅くまでは塾の経営者としての仕事、さらにテレビ番組の取材とテレビ出演など、休みなしの毎日を送っていましたが、そんなある日の朝、ひどいめまいと頭痛で目が覚めました。そのうち耳が聞こえにくくなり、さすがにこれは「やばいぞ!」と直感。検査すると、なんとストレスによる「突発性難聴」でした。症状が改善するまでに数か月かかりましたが、ストレスによる病気は、これだけではなかったのです。

今度は突然、唾が飲み込めなくなり、そのうち息も苦しくなり、すぐに後輩の耳鼻咽喉科の医師に診てもらったところ、「急性喉頭蓋炎（こうとうがいえん）」という診断。この病気は、疲れやストレスで免疫力が低下することで、食道と気道を分ける弁のような役割をする喉頭蓋がウイルスなどで炎症を起こし、突然、呼吸困難を起こして、死に至ることもある怖～い疾患で、私は緊急入院させられました。

後輩の医師は、私にこんなことを言いました。「先生、もう少しで死んでしまうと

ころでしたよ～。仕事のし過ぎです！」。心療内科医でストレスが専門である私が、ストレスが原因で死ぬなんて……。これぞ、まさしく「医者の不養生」。退院後、私は大反省して、自分の体を大切にする生活へと大きく方向転換することにしました。

55歳から少しずつ、60歳から本格的に、趣味と運動を始める

27歳で医学部合格を勝ち取ったときと同じように、仕事づけの生活では、結局成果は上がらない。時には心も体も休ませ、ゆとりを持って仕事をするほうが効率はいいはずだ……。50代半ばで今までとは全く違う、メリハリのある生活を始めることになりました。しかし、急激に変えることは時間的にも難しいので、できる範囲内で少しずつ趣味と運動の時間を増やしていきました。

まず、最低でも週に1回はスポーツジムで水泳、2週間に1回はピアノレッスンからスタートし、だんだんとスポーツジムに行く回数を増やしていきました。それでも根っからの仕事人間なので、忙しいときは仕事を優先させてしまいました。

60歳になって間もないある日、書類を持って急いで会社の階段を駆け降りていたと

き、階段を踏み外して落ちてしまいました。腰に激痛、その後、吐き気……。医者なので、１００％骨が折れたなと実感しました。

予想通り、腰椎横突起（ようついおうとっき）の骨折で、数か月間は安静にし、その後は車椅子生活。この時くらい、健康がいかに大切か身につまされたことはありません。整形外科の医師から「背中の骨を折ったのだから、背中の筋肉がずれ、それなりの後遺症は続く」と言われました。そこで、週に3回は必ずスポーツジムに行って、ストレッチと水泳をすることを強く決意、今もこの運動習慣は続いています（詳しくは「第４章」参照）。

私の場合、50代でストレスを原因とする「突発性難聴」と「急性喉頭蓋炎」、60歳で運動不足による「腰椎骨折」を経験し、これがストレス解消のための趣味や体を鍛えるための運動を始めるきっかけになりましたが、50代は気持ち的にまだ若く、体も無理がきく年代なので、ついつい仕事に打ち込んで、自分の健康をないがしろにしてしまいます。

実際、そんな生活を送っていても、よほどでない限り、病気にはなりません（私は病気になりましたが）。そのため「まだ若いじゃないか！　もっといけるぞ！」と無理に無理を重ねるのですが、そのツケは65歳を過ぎてやってくるのです。「はじめに」

で書いたように、65歳を過ぎた頃から、心身ともに大きく差が出てきます。

❖70歳を超えても、40代の体力とキレキレの脳をキープ

私のアンチエイジング生活は朝から始まります。

まず、毎日ほぼ同じ時間に起床、その後、なんと朝風呂に入ります。湯船に浸かり、深部体温を上昇させるためです。同期の免疫が専門の大学教授によると、「人は朝が一番免疫力が高く、その後、少しずつ低くなって、夜に免疫力は最も低くなる。だから朝風呂に入るなどして深部体温を高くすると、朝高くなっている免疫細胞がさらに活性化される」というのです。朝風呂でなくても、朝、ジョギングをして体を温めるのでもかまいません。

朝風呂で免疫細胞を活性化したのち、日本食を中心とした朝食をとります。それ以降は仕事ですが、夕方5時からは、趣味のジャズピアノのレッスンを2週間に1回、それ以外は、ほぼ毎日スポーツジムに行って体を鍛え、最後にサウナに入って整えます。もちろん友人や仕事関係の人と食事に行ったり飲みに行ったりもしますが、以前

のように夜中までハメを外したりはしません。おかげで２㎞走っても、クロールで１㎞泳いでもなんともなく、物忘れもなく、脳はキレキレで、集中力も衰えてはいません。

こんな規則正しい生活を続けていて楽しいのか？と思われるでしょうが、確実にジャズピアノはうまくなっているし、体の筋肉は増えてきています。70歳を過ぎても、自分がどんどん進化しているのを実感できています。仕事も無理なく楽しくこなせ、50代、60代の頃よりは、充実した生活を送れているのです。

「40、50は洟垂れ小僧、60、70は働き盛り、90になって迎えが来たら、100まで待てと追い返せ」。これは明治時代の実業家、渋沢栄一の言葉ですが、医学の進歩とともに寿命はどんどん延びてきています。

長く生きていても、寝たきりでは生きている意味はありません。少なくとも100歳、いやいや120歳まで人生をエンジョイするために、私は今の生活を続けていきます。私の息子は「120歳はやめてくれ〜！」と言っていますが……（笑）。

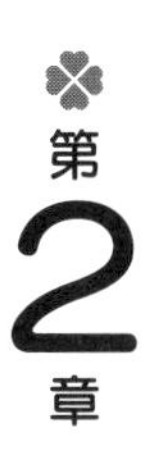

第2章

加齢と老化は違う

問題 1

今までの世界の最高齢は次のどれ？

A　115歳　　B　119歳　　C　122歳

✤ヒトは何歳まで生きられるのか？

江戸から明治にかけての日本人の平均寿命は50歳、その後どんどん上がり、今や平均寿命は80歳を超え、100歳以上の高齢者はなんと10万人に迫る勢いです。しかし、「人間の寿命は本来55歳だが、医学などの発展により80歳以上に延びている」という説があります。

その根拠は、次の三つが考えられます。①どの哺乳類も一生の心拍数は約18〜20億回、たとえば猫の心拍数は1分間に150〜220回で、計算すると寿命は約15〜25年、人間の1分間の心拍数は60〜70回だから、寿命は約50〜60歳となる。②同じ霊長

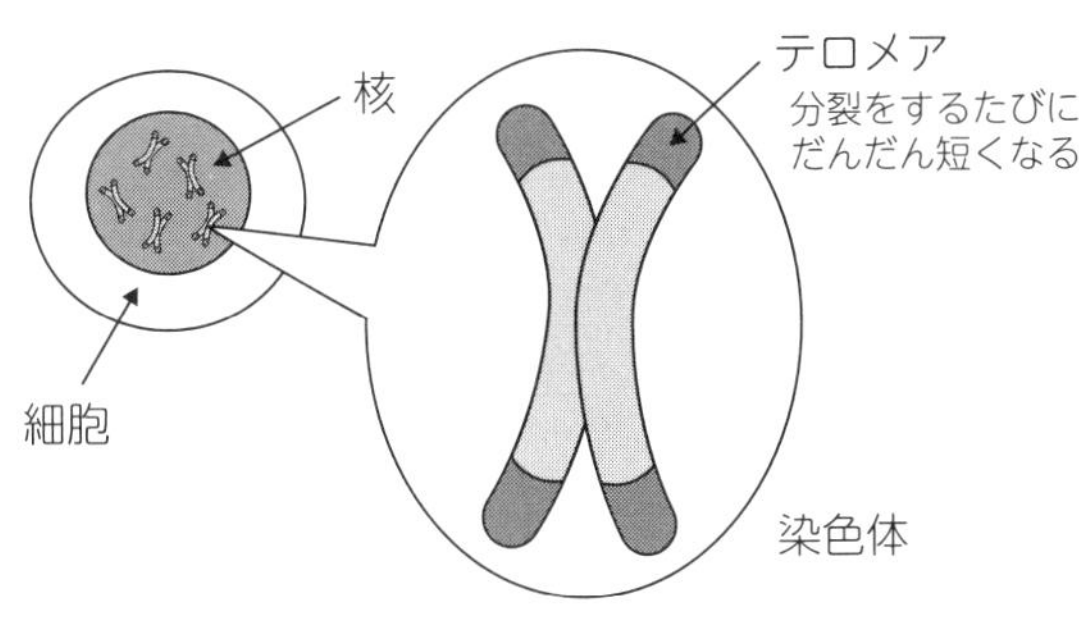

図1　テロメアとは

類のチンパンジーの寿命は60歳以下。③55歳を過ぎると、癌の死亡率が急激に上昇する。

一方で、「人間の胎児から採取した細胞の分裂回数の限界が50回であることから計算すると、人間の寿命は120歳になる」という説もあります。これは、「生き物は細胞分裂を繰り返して成長していくが、細胞が分裂をするたびにDNAの末端にあるテロメアというひものようなものがだんだん短くなり、50回を越えると、そのテロメアがなくなってしまう」という事実に基づきます（図1）。

実際、日本の100歳以上の人口は、1964年に191人、1997年に8491人、2012年に5万1376人、2022年には9万526人[*1]で、過去10年間で70％以上も増加、2050年には100万人を突破する勢いです。しかし、120歳以上になると、世界でも数人しかいません。世界最高年齢はフランス人の122歳、日本人では119歳、現在も元気で生活されている日本人の最高齢は115歳（2024年1月現在）なのです。

〔問題1の答＝C
Aは現在の日本人最高齢、Bは日本人の歴代最高齢〕

私はアンチエイジングの研究者ではありませんが、「本来、人間の寿命は55歳、しかし高度に進化した医療と生活環境のおかげで、健康的な生活を続けてさえいれば120歳まで生きられる」というのが私の考えです。

長く元気に生きるためには、三つの方法があると思います。

一つ目は、「年をとっても老けない脳と体をつくっておく」――これこそ、この本の本質です。

二つ目は、「病気になっても治せばいい」――これは目覚ましい医学の発展に委ねましょう。最近、注目されているのは、再生医療です。私と同期の医学部教授の何人かは、この再生医療を日々研究しています。

　彼らによると、車のパーツのように、壊れれば新しいものと交換すればいい、もしくはトカゲの尻尾のように、なくなってもまた生えてこさせればいいという発想で研究しているのだそうです。

　皆さんは、ウーパールーパーという生き物（両生類）を知っていますか？　こんなにかわいい顔をしています（写真１）。ウーパールーパーは、手足・目・心臓も再生することが可能なのです。なんと、うらやましい。ウーパールーパーまではいかなくても、ダメになった臓器などが再生できれば、こんなに良いことはありません。

　人間もウーパールーパーに近づくために、ｉＰＳ細胞に代表される再生医療は、かなりのスピードで進歩しています。さらに、世界中の研究者たちの努力により、近い将来、必ずや癌が克服される日もやってくることでしょう。

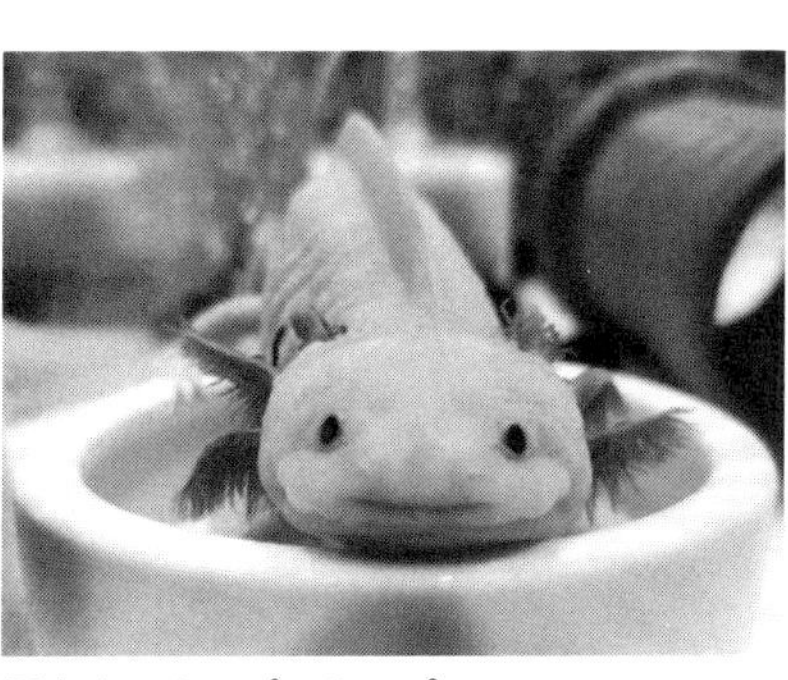
写真１　ウーパールーパー

また、年をとると脳も衰えてきます。物忘れから始まり、さらに認知症にでもなれば、家族だけでなく多くの人に迷惑をかけます。次々と新しい認知症治療薬が開発されていますが、脳は筋肉と同様、使わなければ退化していきます。どうすれば、いつまでも脳を生き生きさせることができるかは「第4章」で述べます。

三つ目は、「細胞の老化を阻止、あるいは人間の寿命自体を長くする」ことです。

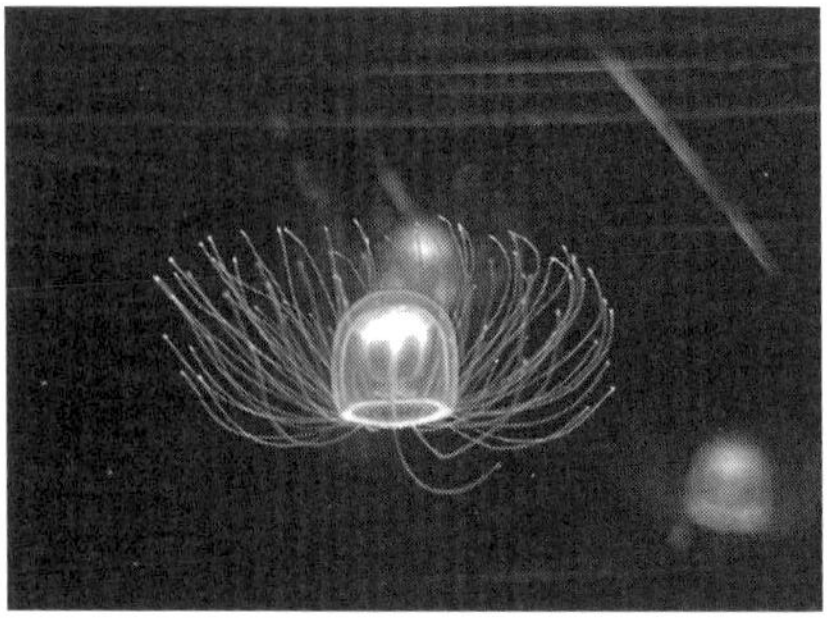

写真2　ベニクラゲ

近年、不老不死の生き物が発見され、研究者が必死になってそのメカニズムを解明しようとしています。

ベニクラゲ（写真2）というクラゲの仲間は、何世紀にもわたり生き続けています。普通、クラゲは寿命がくると、小さくなって海水に溶けてしまうのですが、このベニクラゲは溶ける前に海底の岩などに付着して、ポリプというクラゲに成長する前段階、いわばサナギのようなものになって若返りをし、そして再び成長してクラゲとして海中を泳ぐようになり、これを何度も繰り返して永遠に生き続けているのです。

また、ヒドラ（写真３）という海中の生き物は、幹細胞から成り立っていて、自分の体を更新し続け、何億年も生き続けていますが、アメリカとドイツの研究者が10年にわたる研究で、「ヒドラは永遠の生命を持っている」と結論づけました。[*2] 幹細胞というのは、分裂して自分と同じ細胞をつくる自己複製能力と、別の種類の細胞に分化する能力を持ち、限りなく増殖できる細胞です。人間の血液幹細胞もそうで、血液の量が減っても、しばらくすると血液がつくられ、また元の血液量に戻ります。

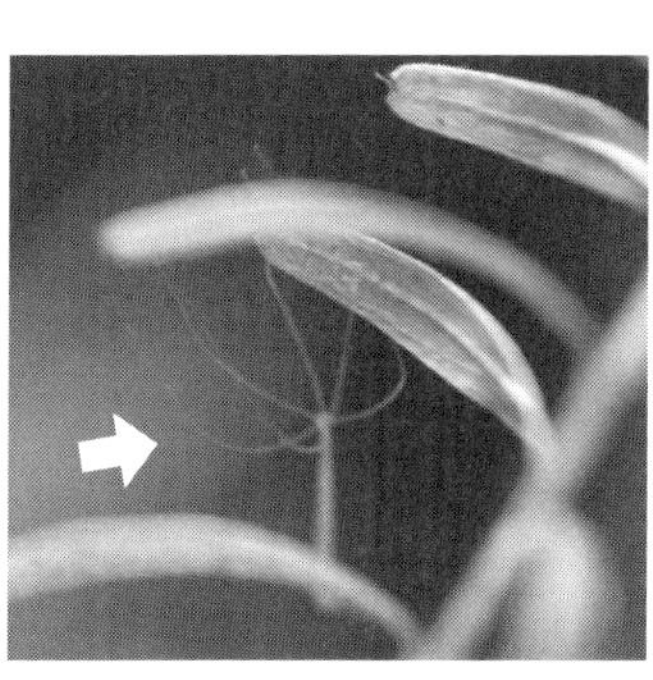

写真３　ヒドラ

今、世界中でアンチエイジング研究が盛んに行われ、目覚ましい進歩を続けています。

たとえば、２０００年にアメリカのマサチューセッツ工科大学で、サーチュイン１という長寿遺伝子が発見されました。[*3] サーチュイン１はすべての生き物に存在しているにもかかわらず、働いていない場合が多く、これを活性化することで、長寿を獲得することができるようになるというものです。実際、100歳以上の高齢者には、このサーチュイン1という長寿遺伝子が働いていていました。

また、先ほど解説した細胞分裂に関わるひも、テロメア。正常細胞はこのテロメアがなくなると細胞分裂をやめてしまうのですが、癌細胞は無限に分裂を繰り返して増殖します。なぜ無限に増殖するのか謎でしたが、テロメアを長くするテロメラーゼという細胞不死化酵素が関わっていることがわかりました。もっと詳しいことが解明できれば、癌細胞の増殖を抑えるだけでなく、正常細胞を無限に増殖させることも夢ではありません。

これらの研究である程度の成果があがれば、いずれは、人間の寿命は200歳あるいは300歳になる可能性だってあります。逆に、そんなに生きて何をしようかと不安にさえなりますが……。

老化と免疫力

しかし、長く生きていても、老化という難題が立ち塞がります。

そもそも「老化」とは何でしょうか？　ゾウやカメには老化はなく、傷ついたDNAはすぐに修復され、死を迎える直前まで生き生きしているそうです。

ハダカデバネズミという、いつも地中に住んでいるネズミの仲間にも老化はありません。普通、ネズミの寿命は3年ですが、このハダカデバネズミは、なんと同じ大きさのマウスの10倍、30年以上、長生きすることがわかっています。

さらに癌の発生率は、ヒト約60％、ネズミ55％ですが、ハダカデバネズミは1％以下。熊本大学の研究で、ハダカデバネズミはセロトニンを体にため、セロトニンが分解する際に発生する過酸化水素で、老化細胞を死滅させているということがわかりました。[*4]現在のアンチエイジング研究では、いかに老化細胞を人工的に排除するのかが主流となっているのです。

ヒトもゾウやカメ、そしてハダカデバネズミのようになれば、高齢化によるさまざまな問題は一気に解決するでしょう。

人間の体は、一つの細胞が細胞分裂を重ねてつくられますが、細胞分裂する過程で、3種類の異なった細胞に分かれます。

1番目の細胞は、組織や器官になります。これは50回の分裂で終了して、死んでしまいます。2番目の細胞は、幹細胞になります。これはなくなった細胞の代わりに新しい細胞をつくって補給します。たとえば皮膚を擦りむいても、4週間後には新しい皮膚と置き換わります。3番目の細胞は、生殖細胞になります。卵子や精子がこれに当たります。

2番目と3番目の細胞が重要で、特に2番目の幹細胞はなかなか老化することなく、一定の数を維持します。先ほど紹介した不死の生き物ヒドラは、幹細胞から成り立っています。この幹細胞が老化して新しい細胞を供給しなくなると、免疫細胞の数が減り、老化した細胞を取り除くことができなくなるのです（免疫細胞には、老化して不要になった細胞を取り除く働きがあります）。

老化した細胞は死滅してサッサといなくなってしまえばいいのですが、間違った生活習慣を送っていると、免疫機能が低下して、老化細胞はしぶとく生き残り続け、体のあちこちで炎症を引き起こし、ちょうど腐ったミカンのように、周りの細胞や新しい細胞に影響を与え、さらには癌などの病気の発症を促進させるようになります。

皆さんは家や職場に観葉植物を置いていますか？　私は、会社にもクリニックにも自宅にも観葉植物をたくさん置いていて、毎日世話をしていますが、観葉植物を長持ちさせる秘訣は、季節に応じた水やりと環境と、古くなった茎や葉を駆逐してやることです。古い茎や葉を取り除くことで、若い新しい茎や葉にも栄養分が十分行きわたり、植物はどんどん成長していきます。

体もこれと同じで、老化した細胞を取り除くことが、体が正常に機能するのに不可欠なことなのです。そのために、普段から免疫力を高めておくことが肝心なのです（免疫力を高める方法は「第3章」で詳しく解説）。

加齢と老化は違う――老化は生活習慣病

私は、ほぼ毎日のようにスポーツジムで運動した後、サウナに行きます。先日、サウナで二つのホットなニュースが話題になり、かなり盛り上がりました。83歳のアル・パチーノと80歳のロバート・デ・ニーロ（お二人とも2024年2月時点での年齢）に、相次いで子どもができたというニュースです。

もちろんサウナ友達は50代〜70代。皆さん、うらやましさと憧れ（？）のような複雑ながらも、明らかに嬉しくなるような話題で、「すごい、すごい」と繰り返していました。もちろん家庭があるので、いまさら、子どもをつくることは御法度ですが、80代でもまだまだいけるぞ（何がいけるのかよくわかりませんが……）という気持ちにさせてくれるニュースでした。

まず、この世界的に有名なムービースターは、80歳を過ぎてもオシャレで色気があります。年はとっているものの、老人ではありません。逆に、世の中には若いのに、老人のように生気のない弱々しい人はたくさんいます。

昨年、ある経営者関係の会合で、男性10人くらいがテーブルを囲み食事会を開催したときのことです。ほとんどが初めて会う方ばかりでしたが、話題はゴルフと病気のことばかり。

その食事会で私だけが医者だったので、病気について、いろいろアドバイスをしていたところ、途中から私が最年長であることがわかりました。皆さん、なんだか元気がなく、疲れ果てたような表情で、足が痛い、背中が痛い、ストレスで頭痛がする、眠りが浅い……などと私に訴えかけていましたが、ほとんどの人が、朝食は抜き、たばこを吸い、寝酒をして、運動はしていませんでした。

「どうしたら若さを維持できるのか？」という質問に対し、逆に私は「皆さんは、寝る前にクレンジングで顔を洗いますか？」という質問を返しました。全員、そんなことはしたことがないという答え。女性は寝る前にお化粧を落とし、クレンジングを入念にして保湿液と保湿クリームを塗りますが、男性はほとんどしません。

１日かけてへばりついた汚れや皮脂は、寝ている間に顔の皮膚を劣化させます。寝る前に顔を洗って保湿クリームを塗る――その5分間の習慣が、顔の皮膚の劣化＝老化を防いでくれるのです。

顔の皮膚だけではありません。日常生活のほんのわずかなことを改善するだけで、体の老化は防げるのです。日本食を中心とした朝食、週に2、3回の運動、喫煙と就寝前の飲酒をやめる、などなど。生活習慣を改善することで、生活習慣病の予防だけでなく、老化を防ぐこともできます。

デンマークの大学の実験で、２８７２組の一卵性双生児と二卵性双生児を約１００年間追跡調査したところ、「ヒトの寿命の75％は生活習慣と環境により決定される」

という結果が出ました。[*5] このことから老化は加齢とは違い、生活習慣病と同じように生活習慣や環境などを改善することで、コントロールできる病気であるということがわかりました。私は、**老化は生活習慣病である**と確信しています。

ただし、心と体は連動しているため、体だけ老化を防いでも心の老化があれば、いずれは体にも波及します。心の老化を防ぐには、プラス思考が一番なのですが、なかなかできるものではありません。詳しくは、「第5章」をお読みください。

年をとっても老けない……、こんな素晴らしいことが生活の改善で可能になるのです。特に、今、生活習慣病があり医師からうるさく言われている方は、生活を改善することで、生活習慣病だけでなく老化も防ぐことができるのですから、すぐに、この本を読んだ次の日から実行してください。

問題 2

ロシア人の男性の平均寿命は何歳？

A 60歳　B 65歳　C 70歳

ストレスと老化

私の友人の一人に、あるロシア人（60代）がいます。以前、モスクワに行ったとき、彼は自分が年金をもらっていることを自慢していました。まだ60歳なのに年金を貰えるとはいいねえ……というような会話をしていると、自慢の理由が全く違っていたのです。

彼は、次のように説明してくれました。「ロシアでは、日本のような年金問題はない。なぜなら、男性はストレスで心身ともに疲弊している人が多く、アルコールやたばこ、さらにドラッグに依存してしまい、その結果、心疾患や癌などで亡くなる人が増えていて、60歳以上の男性は少ない。だから国の年金基金は十分にある。自分のように60歳まで生きて年金をもらっている男性は、ロシアではまれだ。だから自慢している」

なぜストレスが多いのかと聞くと、「ロシアの女性は性格がきつく、いつも男性は女性のご機嫌を伺っているからだ！」と、笑いながら言っていました。それがすべてのストレス要因ではないでしょうが、ロシア女性の平均寿命73歳と比べ、男性の平均寿命は60歳とかなり低いので、彼が言っていることは、まんざら間違いではないのかもと思ってしまいます。ロシアの女性の就業率は日本に比べてかなり高く、仕事によるストレスだけではないようです。おそらく我々日本人には理解できない何かがあるのでしょう。

（問題2の答＝A）

生活環境や仕事、そして人間関係などによるストレスは、老化を促進します。かといって、ストレスを排除することはできません。誰でも大なり小なりストレスはあります。問題なのは、ストレスを受けても、すぐに解消して、ストレスが心身に及ぼす影響を最小限に抑えているかどうかということなのです。
ストレスに関しては、「第5章」をお読みください。

＊1　厚生労働省プレスリリース（2023年9月15日）、「1　男女別百歳以上高齢者数の年次推移」
＊2　2015年に、全米科学アカデミー紀要（PNAS）に発表された共著論文
＊3　2000年に *Nature* に発表された、米マサチューセッツ工科大学のレオナルド・ガレンテ教授と、当時同ラボの博士研究員だった現ワシントン大学の今井眞一郎教授による研究
＊4　2023年、*The EMBO Journal* に掲載された熊本大学大学院生命科学研究部 老化・健康長寿学講座の河村佳見助教および三浦恭子教授らの研究グループによる研究
＊5　福島安紀「老化スピードの個人差なぜ? 30歳の差も　抗老化研究の最新事情／第1回　120歳まで健康寿命を延ばせる時代も近い!?」、『日経 Gooday』（2021年7月1日）

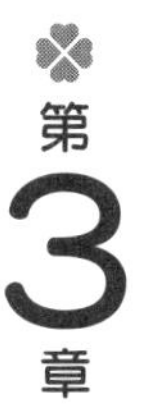

第3章　内面から老化を防ぐ

考え方や捉え方が変われば、体も変わる

心療内科医として、美容内科医として、そして経営者として、今まで実に多くの人と接してきました。どうして年齢の割には若く見える人と老けて見える人に分かれるのか、ずっと疑問に思いながら、老けて見える人、そして若く見える人にいろいろ話を聞いてみました。すると、日々の生活スタイルなど外面的要素だけでなく、生き方や考え方などの内面的要素も多いに関わっていることがわかったのです。

「第2章」で説明したように、体と心は互いに影響し合っています。「もう年だなあ～」と思えば、体も呼応してあちこちに不具合が生じ、「まだまだいけるぞ」と思えば、体はいつまでも元気さをキープしてくれます。もちろん「気持ち」だけでは体はついていきません。運動などで体を常に良い状態に保っていることが、大前提です。

「第5章」で説明しますが、若々しさを損なう一番大きな要因は、ストレスです。

嫌なことやつらいことがあったとき、何かやろうとしてうまくいかなかったとき、人間関係でストレスを受けたとき、私たちの体の中では、ストレスホルモンと抗ストレスホルモンの戦いが始まり、体はその悪影響を受け、老化は加速します。いかに早

くこの戦いを終わらせ、元の平常状態に戻すかが、アンチエイジングにとっては重要なのです。

逆に、幸せを感じたり、達成感を感じたりしたとき、脳には幸せホルモンなど若さを保つホルモンが溢れます。いかにこの至福の状態を長時間維持するかも、大切です。

感情のコントロールで老化を防ぐ

人間の感情はすべて脳内ホルモン（脳内伝達物質）のコントロール下にあるのですが、脳内ホルモンに支配され振り回されるのではなく、脳内ホルモンを逆にコントロールするよう心がけてほしいのです。

私は、仕事柄、常に脳内ホルモンに振り回されやすい環境にいます。心療内科の診察室では、患者さんは、悲しんだり、怒ったり、落ち込んだり、不安がったり……、あらゆる感情を吐き出しますが、それに呼応することなく、「なぜそのような感情が湧き出てくるのか」を、脳内ホルモン分泌との関連で客観的に見極めようとします。

もちろん、かなりひどいことを言う患者さんもいますが、自らの感情は抑えるように努力しています。

10年以上前、新患の40代の男性が、診察室に入ってくるやいなや、開口一番「先生！ちゃんと治してくれよ！」と、横柄な態度で言い放ちました。通常は「どうしましたか？」と私が質問をして、それからゆっくりと患者さんが話し始めるというパターンが多いのですが、さすがにこれには呆れてしまいました。

しかし私は、どんなひどいことを言われても腹を立てないように、そして感情的にならないようにします。心療内科を受診する患者さんは基本的に「心の病気」なのです。なんらかの原因で脳内ホルモン分泌がうまくいかなくなり、感情が不安定になっているケースが多いため、「この人は心の病気なんだ」と思えば、何かひどいことを言われても、「治してあげよう」という性善説的な気持ちになれます。家族の誰かが病気になって寝ているとき、無茶なことやわがままなことを言っても腹が立たないのと同じ思いです。

では、感情を出さないようにして我慢したほうがいいのかというと、答えはNOです。私は今までの人生で「あのとき、我慢せずに感情を爆発させたほうがよかったなあ……」と、後悔していることは多々あります。我慢すると、そのときの悔しさがずーっと脳裏に焼きつき、本当に嫌な気分になります。利害関係のないプライベートなことで腹が立ったときは、きっぱりと自己主張すべきです。そうしなければ、忍耐力はつくかもしれませんが、もっとストレスはたまり、老いはひどくなります。

診察室では仕事だから感情を抑えているだけで、皆さんも仕事上のことだったり、感情を爆発させることで、後々自分が不利になりかねない場合は、感情を抑えるはずです。

私は、人目が気になり人間関係でストレスを受けて、心の病気になった患者さんたちに、よく次のような質問をします。

問題3

あなたは喫茶店に入り、紅茶を注文しました。しかし、店員が間違えてコーヒーを持ってきたばかりでなく、コーヒーをあなたのお気に入りの服にこぼしてしまいました。その店員は「あっ、すみません」とはいうものの、全く心がこもっていません。

さて、あなたは、その店員に対し、なんと言いますか？

心療内科を受診する患者さんたちの多くは、「あっ大丈夫です、と言う」とか、「謝ったのだからいいと思う」と言います。同じ質問を、ある中高年対象の講演会で数人にしてみると、「ひどく罵る」「店長を呼んで来いと言う」「クリーニングに出して弁償しろと要求する」などと、ほとんどの人が怒りをあらわにしていました。

プライベートでは、ハッキリと感情を出さなければ、心にも体にもよくありません。

日本人はほかの民族に比べ、あまり感情を表に出さないとよくいわれますが、ずーっと感情を押し殺していると、心の病になりかねません。

では、利害関係のある相手、あるいは関係が悪化すると自分に不利益が生じる相手からひどいことを言われて、感情が爆発しそうになったら、どうすればいいのでしょうか？

もし、ここで我慢することが、後に自分にとってより多くのプラスを生み出すのであれば、先のプラスを期待しながら耐えてください。関係が悪化しても大した影響が出ないのであれば、感情を爆発させてスッキリするか、あるいは無視するというのもありです。

「相手に申し訳ないとか、相手が気分を害するのでは……」などという自己犠牲的な気遣いは、決してしないようにしてください！　むしろ自分自身が気分を害して、嫌な気持ちを持ち続けることになるのですから……。

以前、カラオケ教室に通っている60代の女性が、ある女性からずーっと嫌がらせを受け、腹が立って眠れないと言って、私のクリニックを受診しました。

「先生、私はもう腹が立って、カラオケ教室をやめようと思うんですよ」と言うので、「いやいや○○さん、その人のせいでカラオケ教室をやめるのはだめです。その人にあなたの人生を振り回されているじゃないですか！　無視するんですよ。その人の存在を消してください。その人はいない、もしくはモノだと思ってください」とアドバイスしました。それから1か月後、「先生、無視してやると、逆にその女性がこちらに気を使ってきて、気分がスーっとしました」という報告があり、私は安堵しました。

〔問題3の答＝プライベートでは、「弁償してください」など、思ったことを言ってください〕

問題4

ストレスを受けると、ストレスを抑制するホルモンである抗ストレスホルモンが分泌されますが、どこから分泌されると思いますか？（脳ではありません）

これもまた、心療内科の診察室でのことですが、ある中学校の教員が、「特定の同僚が自分にだけ挨拶をしないので、職場に行くのがつらい……」という訴えで、来院しました。その先生には、その同僚に「なぜ挨拶をしないのですか？　社会人として、最低限のマナーでしょう」と、勇気を持って言うことをアドバイスしました。

後日、その先生は同僚にキッパリと言い放ち、そのうち二人の関係は良好になったということでした。もちろん、逆に関係がより悪化する可能性もありますが、強い心を持って、相手を威圧するくらいの勢いで仕事に邁進すれば済むことです。一番よくないのは、自分につらくあたってくる人に振り回されることです。自分の人生は人に左右されるのではなく、自分で切り開くべきです。

人間関係によるストレスはとても多く、しかも放置しておくと、心（＝脳）と体を老化させます。中途半端な対応は、さらなるストレスを招きます。

ストレスが全くなくなると、逆に老いは早くやってくるということを「第5章」で説明しますが、短時間のストレスは若返りを促進します。

若返りのホルモン、抗ストレスホルモン

ストレスを受けると、副腎からコルチゾールという抗ストレスホルモンが分泌されます。このホルモンはストレスに対抗するだけでなく、肌を中心に骨や筋肉も若々しく保ち、さらに免疫力をアップするなどの働きを持つ、別名「若返りのホルモン」といわれているのです。

したがって、仕事上どうしても我慢しなければならない状況では、「このストレスは若返りのホルモンを分泌させているのだ」と思えば、やり過ごせるのではないでしょうか。

〔問題4の答＝副腎〕

人間関係でストレスを受けたら、

- **プライベートでは、理不尽なことに対してハッキリと自己主張する。**
- **利害関係がある場合は、無視して存在を消すか、関係を整理する。**
- **短時間のストレスは若返りホルモンを分泌させると思って、ストレスを享受する。**

問題5

昔から愛と憎しみは裏表一体といわれていますが、なぜだと思いますか？

人間関係の諸悪の根源、オキシトシン

脳内ホルモンは１００種類以上ありますが、これらは主に脳の下垂体というところで分泌され、血流に乗って全身に運ばれます。本当は神経伝達物質なのですが、なぜかホルモンと呼ばれるようになりました。

有名なのは、危機的状況に追い込まれたり、相手から誹謗中傷されて敵意を持ったりしたときに分泌される、アドレナリンです。自らを戦闘体制の状態にさせ、相手に対して威嚇の感情を出します。

また、ストレスがかかると放出されるノルアドレナリン。逆に幸せを感じたときに分泌されるオキシトシン、セロトニン、達成感を感じたときに分泌されるドーパミン

（別名「快楽のホルモン」）などなど……。

この中でオキシトシンは、インターネットで調べると「恋愛ホルモン」と記載してあり、高く評価されていますが、心療内科医の立場では、これこそ人間関係をこじらせる諸悪の根源のようなホルモンです。

心療内科クリニックに来院する多くの方は、会社の同僚との関係、家族関係、ＰＴＡでの人間関係など、さまざまなトラブルが原因で心を病みます。恋愛関係のもつれで来院する方も少なからずおり、彼女と別れて眠れなくなったとやってくる20歳前後の子もいます。最近の若い子は恋愛下手が多く、打たれ弱いという印象を持つのは、私だけでしょうか？

私は、中高生を対象とした、ある深夜のラジオ番組にも出ており、そこで中高生の悩み事相談を受けていますが、なんと中高生たちが最も関心があるのは、勉強でも家族でもなく、「好きな人のこと」なのです。「好きな人と別れ、苦しくて勉強が手につかない」といった相談もあります。明らかに相手にもはや気がないとわかる場合は、「もう連絡するな！　別れろ！」と、ズバリきついことを言うこともあります。

まだあまり人生経験のない中高生に好きな子ができて、一緒に楽しい時間を過ごしているときは、医学的に言うと、オキシトシンが大量に分泌され、強烈な感情が体中をめぐっています。まだそれに対する免疫ができていないため、勉強が手につかなくなるどころか、人生初体験の恍惚とした状態になります。好きな子と別れた後は、このオキシトシンが急速に減少して、まるでアルコール中毒患者の禁断症状のように、頭の中も体の中もかき回されます。

オキシトシンは「愛情ホルモン」とも呼ばれ、家族・友達・好きな人、そして猫や犬などペットでも、信頼し合い、心を許せる相手と一緒にいて楽しいと思ったときに分泌されます。人と人とのつながりや絆を強めるのがオキシトシンの役割なので、これによって私たちの人間社会がつくられたといっても過言ではありません。

しかし、この愛情ホルモン、オキシトシンは急速に減少すると、悪魔的な作用をもたらすのです。

このオキシトシンは諸刃の剣で、信頼関係で結びついた人と人とのつながりを切ろうとする者に対しては、これを阻止しようと攻撃的に働きます。サークルやクラブ活動からの脱退、友人や恋人との喧嘩別れ、家族の軋轢など、あれだけ仲が良かったのに、なんでそこまで、というくらい憎悪感をあらわにします。「愛と憎しみは裏表一体」

といわれるのは、オキシトシンの働きによるものなのです。このオキシトシンでかき回され、もつれにもつれた人間関係の修復を、私たち心療内科医が行っているのです。50代になっても60代になっても、性ホルモンが分泌されている限り、恋愛感情をゼロにすることはできません。しかし、人生を犠牲にしてまで追求することもある恋愛感情は、実は親や子どもなどの家族愛と同じホルモンの分泌のなせるものなのです。程よいところで割り切らなければ、オキシトシンの急激な減少によるしっぺ返しが老化を加速しかねません。

〔問題5の答＝どちらも、同じオキシトシンというホルモンによる作用だから〕

老化は慢性炎症――免疫力をアップして老化を防ぐ

ケガをすれば、腫(は)れて痛くなりますが、これは血管が拡張して血液成分や白血球が入り込み、壊れた組織を修復するとともに細菌感染を防いでいるのです。また体の内部、たとえば肺炎や肝炎でも、細菌やウイルスに侵された臓器を修復します。これを炎症反応と呼びますが、ケガや感染だけでなく、細胞がなんらかのストレスを受けた場合、体のあちこちで炎症反応は起こっています。炎症が長期間続いて、慢性炎症になることもよくあります。

最近の研究で、動脈硬化や癌、そしてアルツハイマー病などのいろいろな疾患だけでなく、老化そのものにも、慢性炎症が関わっているのではないかということがわかってきました。

すると、この慢性炎症を防ぐために必要なのは、強い免疫力ということになります。

2023年1月に、広島在住の世界的に有名な86歳(当時)のボディビルダーである、金澤さんという方をテレビ取材しました。とても86歳とは思えないくらい筋肉隆々、脳もクリアで饒舌です。

私はクリニックの看護師と一緒にジムを訪れ、インタビューの途中に血液を採取させてもらいました。何十年も血液検査をしたことがなく、病気になったこともなく、もちろん病院にも行ったことがないと言われていました。

後日、血液検査の結果を見てみると、なんとすべて正常値、善玉コレステロールも十分にあり、血圧も正常。この血液データを、後輩の内科医に全く個人情報を示さずに見せると、「おお、素晴らしいねえ。20代？」と聞くので、「いいや、86歳」と言うと、最初は全く信じてくれませんでした。

この86歳のボディビルダーは、この数十年、風邪すらひいたことがないそうです。なんという免疫力。この強い免疫力で、あらゆる慢性炎症を抑え込んでいるのでしょう。

「秘訣はなんですか？」という問いに対し、「食事と運動、そして人とよく喋ること。この三つ」と言われました。

ではどうすれば、免疫力を高めることができるのでしょうか？

問題
6

何十年も前、1か月間インドに旅行に行ってきました。友人と二人で、その日の宿はその日に探すという、行き当たりばったり旅行でした。飲み水は煮沸するなど十分に気をつけていたのに、結局、下痢や腹痛に襲われ、帰国を余儀なくされました。

なぜ、同じ環境下でインド人は病気にならないのでしょうか？　元々、免疫力が高い民族なのでしょうか？

そもそも免疫とは

まずは免疫について、少し解説しましょう。

免疫には、元々備わっている「自然免疫」と、後から得た「獲得免疫」の2種類があります。免疫を専門とする医学部教授の友人が、こんなことを言っていました。

「日本人の3分の1は生まれたときから免疫細胞が強く、それはちょうどゲームのキャラクターがアイテムで武装しているようなもの。でも残りの3分の2も、環境を通じて後天的にアイテムを獲得すれば、武装して強くなることができる」

免疫細胞には数多くの種類が存在しますが、代表的なのは、白血球のマクロファージという、アメーバ状細胞（ウイルスや細菌などの抗原を取り込んで食べる）と、リンパ球のT細胞です。T細胞には、ヘルパーT細胞（抗原の情報を受け取り、攻撃戦略を立て、指令を出す）、キラーT細胞（指令を受け取り、攻撃）やナチュラルキラー細胞といって、体中をパトロールし、指令なしで単独攻撃する、殺し屋のような細胞もいます。

免疫細胞は骨髄にいるのですが、T細胞たちは生まれてすぐ、心臓の上にある「胸腺」という免疫力を鍛える学校に集められ、そこで敵の見分け方や戦い方を学びます。鬼教官は幾度となく体の外敵を連れてきては、「こいつをやっつけろ！」と、訓練生に指示を出し、戦闘経験を通して鍛えます。もし教官がほとんど外敵を連れてこなかったり、弱〜い外敵だけ連れてきたりすれば、訓練生の敵を見分ける能力や戦闘能力は劣ってしまいます。

この訓練学校を卒業できるのは、わずか1割程度。ほとんどの訓練生はここでの戦闘で死んでしまいますが、戦いに勝ち、生き残ったエリートT細胞たちは、卒業後、体中に派遣され、外敵を撃破していくのです。

この訓練学校は、思春期以降どんどん縮小され、成人式を迎える頃に閉鎖されてしまうため、ここでの訓練が、その後の免疫力をほとんど決定してしまうということになります。

一部の若い母親は子どもに対し、「汚いから触っちゃダメ！」「そんなもの口に入れてはダメ！」と叱り、外から帰ったら体中に除菌スプレーを吹きかけ、異常なほど清潔に気を使います。もちろん感染症にかからないために、ある程度の手洗いは大切でしょうが、泥んこ遊びをしたり、適度に（？）汚いものを口にして雑菌が体に入ったほうが、免疫細胞は鍛えられ強くなって、細菌やウイルスと戦う能力が得られます。これが獲得免疫なのです。

子どもの頃にペットを飼っていた子や、農家で育った子にペットアレルギーや花粉症が少なく、また外に出て思い切り泥んこ遊びをした子が風邪をひきにくいのは、子どもの頃、この訓練学校でしっかりと敵の見分け方や戦い方を身につけた免疫細胞が、体を守っているからなのです。「問題6」のインド人も、そうした免疫力を獲得しているのでしょう。

〔問題6の答＝後天的な免疫力を獲得しているから〕

さらに、免疫細胞の約70％は腸に集まり、「腸管免疫」と呼ばれる免疫軍団を組織します。

多くの細菌やウイルスなどは口や鼻から体内へ侵入しますが、食道から胃に到達しても、胃酸によって死滅します。それでも死なない細菌やウイルスなどは小腸に到達し、腸壁にある「パイエル板」に取り込まれます。免疫細胞は、このパイエル板でさらに訓練され、より強くなっていくのです。

先ほど、思春期以降に免疫訓練学校である胸腺が縮小するので、免疫力はほとんど決定してしまうと言いましたが、それ以降は免疫力はもう強くならないのかというと、そうではなく、日常で次の五つのことをすれば、遺伝的に強い人以上に免疫力が高くなることが可能です。

免疫力を高める五つの方法

方法1　月に1日は、24時間のプチ断食をしてみる

マウスにまる1日餌をやらないで飢餓状態にすると、免疫力が最高値に達するそうです。一般に生き物は飢餓状態になると、生き残るために免疫機能を高め、より長く生きながらえようとします。人間も同じで、空腹なときに免疫力は一番高くなっています。しかし、空腹な状態が続くと、肝心のエネルギーが欠乏しているため、免疫力は落ちていきます。

私の美容クリニックにはダイエットコースもあるのですが、食事療法の際、同じ量の食事とデザートを摂取したとしても、３度の食事の間にデザートを食べた場合と、３度の食事の直後にデザートを食べた場合で比べてみると、後者のほうが体重はより減少します。要するに、少量でも糖分を摂取すれば、その度に血糖値は上昇してしまうのです。

空腹な時間をつくらず、だらだら食べると、体重はどんどん増えるだけでなく、免

疫力も低下します。休みの日に、ソファに横になってダラダラと間食しながら映画を観るのは、至福の一時なのですが……。

方法2　週に1回は朝風呂に入って、体を温める

免疫力は朝が最も高く、夜になると低下します。だから夜遅くまで外をウロウロすると、風邪やインフルエンザにかかりやすいのです。朝、免疫力が高いうちに風呂に入って深部体温を上げると、免疫機能は活性化して、免疫力はより高くなります。

ちなみに、体温を1℃上げると免疫力は6倍になり、逆に1℃下げると、免疫力は30％に低下します。

私は毎朝、風呂に入って体を温めているので、朝から気合いが入り、すこぶる体調良く1日をスタートできています。

方法3　週に3日はヨーグルトを食べる

腸には多くの免疫細胞が集まっていることは前述しました。ヨーグルトを食べると、腸内フローラという腸内細菌の「お花畑」のようなものがつくられ、理想的な腸内環境になり、免疫細胞が活性化します。

味噌や納豆などの発酵食品も良いので、私は朝食に味噌汁とヨーグルトを摂取するようにしています。

方法4　週に3回以上、運動して深部体温を上げる

運動により深部体温が上昇して、免疫力は高くなります。さらに血液循環が良くなるため、免疫細胞が体中に行きわたります。

※深部体温を上げる方法は、運動と入浴（サウナもＯＫ）の二つです。

方法5 プラス思考と笑いを欠かさない

免疫力を高める最も効果的な方法は何かと、友人の免疫専門の教授に尋ねると、「プラス思考と笑いだ！」と即答でした。実際に、笑った後に免疫力を測定すると、非常に高い値になっていたことが実証されています。

これらの五つの方法を実践することで、免疫力は高くなり、老化という慢性炎症は鎮火されていく可能性が非常に高くなります。

第4章

実践！
年をとっても老けないための方法

問題7

次の中からターンオーバー（新しい細胞と入れ替わる）時間が最も短いものを選んでください。

A　筋肉　　B　皮膚　　C　肝臓

ヒトの体のほとんどは、常に新しいものと入れ替わっている

朝、顔を洗ったときに、鏡で自分の顔を見てください。今、この瞬間にいくつかの表皮細胞が洗い流され、その後、新しい皮膚の表皮細胞が下から持ち上げられます。ヒトの皮膚は4～6週間で新しい細胞と入れ替わるのです。皮膚だけでなく、肝臓が2週間、血液が4か月、筋肉6か月、骨でも4年で新しい細胞と入れ替わります。

もちろん心臓や脳細胞のように、ずっとそのまま残っている細胞も多くあります。もし脳細胞が入れ替わると、脳に蓄積された記憶が消えてしまい、大変なことになっ

てしまいますね（消してしまいたい記憶は、たくさんありますが……）。ともあれ、10年経てば、私たちの体のほとんどは新しいものと置き換わり、ほぼ別人になってしまっているのです。

「年をとったから、いまさらもう二度と元の体には戻らないよ～」と諦めるのは、まだ早いのです。

この体のターンオーバー（再生）という事実を意識するかしないかは、「老化を防ぐアンチエイジング生活」に大きく関わってきます。

まず、皮膚に関して……。見た目が若いか老けているかは、顔の肌で判断するため、皮膚のターンオーバーはとても重要です。皮膚のターンオーバーは20代で４週間ですが、50代を過ぎると、8～10週間と長くなります。それでも2か月経てば新しい皮膚に生まれ変わるのだから、「よし」としなければなりません。

ただし、きちんと肌の手入れをしていればの話であって、たとえば戸外に長時間出て紫外線にさらされた後、家に帰ってからな～んにもせずに寝てしまうと、皮膚はダメージを受け、ターンオーバーはどんどん長くなってしまいます。

50歳を超えた男性でも、２か月間、毎日、就寝前に顔を洗って皮脂や汚れを落とし、十分に保湿をするだけで、顔の肌には少しずつツヤと潤いが出てきて、見てくれは若々しくなるはずです。「あ〜、めんどくさい」と思っていませんか？　たった5分の洗顔と保湿クリームの塗布ですよ。

具体的な方法です。

ステップ1　やさしく洗顔

まず顔を水で濡らし、弱酸性の石鹸や洗顔料を手のひらで泡立たせ、顔に塗布してやさしく包み込むように洗います。決してゴシゴシ洗ってはいけません。鼻の周りの皮脂はしっかり落としてください。その後、5回以上水洗いをした後に、水分を拭き取ります。

ステップ2　化粧水を染み込ませる

化粧水（ローション）を手に十分浸し、顔を包み込むように、皮膚に押しつけます。

ベタベタと塗るのではなく、染み込ませるイメージです。

ステップ3　保湿液を塗布

保湿液（クリーム）を、皮膚に染み込ませた化粧水（ローション）に、蓋をするように塗っていきます。これもやさしく塗るのがポイントです。

次に肝臓。肝臓のターンオーバーが2週間というのは、驚異的です。肝臓の70％を切除しても、残った肝臓が増殖して元のサイズに戻ります。まるでトカゲのしっぽのような再生能力を持っているのです。実は、この肝臓は皮膚の再生とも大きく関わっています。

肝臓の働きには、解毒作用や代謝機能などたくさんありますが、肝臓の働きが低下すると、皮膚の再生能力やバリア機能も低下し、シミなどが増えてきます。肝臓の病気になると皮膚のかゆみが出てくるのは、そのためです。

美容クリニックには「白玉点滴」というメニューがありますが、これは肝臓で合成されるグルタチオンを点滴するもので、グルタチオンにはアルコールの解毒作用以外に、シミの原因になるメラニンを排除してくれる働きもあるのです。

ここまで読んだだけで、「就寝前に顔の肌のケアをする」、そして「薬やアルコールの過剰摂取をやめ、肝臓をいたわる」という二つのことが、老化を防ぐ方法だと理解できたと思います。

〔問題7の答＝C〕

問題8

「男性ホルモンの分泌が多い人は禿げる」——これは正しい？

毛髪に関する知識

毛髪は全部で約10万本あり、抜けては生えるということを繰り返しています。髪は、男性では3、4年、女性は5、6年（個人差あり）かけて成長した後、自然と抜け落ちます。1日に0・1％に当たる、約100本の髪が抜けます。髪が抜けた同じ毛根からは、数か月でまた新しい髪が生えてきて、一生で15回以上、このヘアサイクルを繰り返すといわれています。

髪が成長の途中に何らかの原因で抜けると、抜け毛や薄毛が進み、そして数年後、まさしく取り返しのつかないことになってしまうのです。

では、抜け毛や薄毛の原因は、いったい何なのでしょうか？

遺伝的素因・男性ホルモン・ストレス・睡眠不足・脂質の多い食生活・喫煙・飲酒など多岐にわたりますが、一つひとつチェックしていくと、意外なことがわかります。

遺伝的素因

「祖父が禿げてないから、俺は大丈夫」と言う人は多くいますが、その祖父って父方？

母方？　ほとんどの場合は父方なのですが、これは大きな間違い！　薄毛の遺伝の原因となる遺伝子はX染色体に存在しているため、薄毛は母親から遺伝するのです。しかし、女性は女性ホルモンのおかげで薄毛の症状が出ないため、母方の祖父から薄毛の遺伝子を受け継いでいる可能性が高いのです。いま一度、母方の祖父の毛髪をチェックしてみてください。

男性ホルモン

「男性ホルモンの分泌が多い人は禿げる」と信じている方は大勢いると思いますが、よく考えてみてください。

男性ホルモンが盛んに分泌されるのは中学生から高校生にかけてで、25歳くらいで分泌量はピークになり、その後、減少して、50代には男性ホルモンの分泌量は半分になります。しかし、中学生や高校生は禿げないし、25歳で禿げている男性は、ほぼいません。

「男性ホルモンの多い人は禿げやすい」というのが正しいとすると、10代から20代の男の子は禿げばかりになってしまいます。

実は、男性ホルモン（テストステロン）自体が毛髪の成長を抑制するのではなく、このテストステロンが頭皮にある酵素と結合すると、悪玉男性ホルモン（ジヒドロテストステロン）に変わり、これが脱毛因子を生成して、毛髪の成長を抑制するようになるのです。

どうして「中高生」の男性ホルモンは悪玉化せず、「中高年」の男性ホルモンが悪玉化するのかは、その日常生活の違いから明らかでしょう。脂質の多い食生活・喫煙・飲酒・運動不足などが原因なのです。特に適度に運動することで、頭皮の脱毛に関係した酵素は洗い流され、悪玉男性ホルモンの生成を抑制します。

シャンプーの際に「あれ、いつもより抜け毛が多いな～」であるとか、洗髪後にドライヤーで乾かすときに「なんか髪の毛が細くなった気がする」と思ったら、抜け毛や薄毛が進んでいるサインです。髪が薄いというのは、見た目がどうしても「老い」を感じさせます。

私は50代の頃、髪が薄くなり始めましたが、毛髪のケア（後で詳しく説明）を始め、２０２４年5月現在、71歳を過ぎていても、毛髪の薄い箇所はなく、ふさふさしています。もちろん白髪は少しありますが、いつも美容院で染めています。

今、だんだんと髪の毛が減ってきて気になっている方、あるいは一部かなり毛髪が薄くなっているものの、ぎりぎり量をキープできている方は、以下の方法を試してください。これ以上の脱毛や薄毛はなくなり、また半年後には増毛も期待できると確信しています。

〔問題8の答＝間違い〕

抜け毛や薄毛を防ぐ具体的な方法

ステップ1　毎日、洗髪をして、指の腹でマッサージ

洗髪には弱酸性の無添加シャンプーを使用し、洗髪の際にはしっかりと頭皮を指の腹でマッサージ、かゆい部分があれば特に入念に。よく「マッサージし過ぎると脱毛の原因になる」といわれますが、そんなことはありません。マッサージは頭皮の血流を良くするだけでなく、新陳代謝を促進します。

ステップ2　洗髪後はドライヤーで髪をしっかり乾かす

よく「自然乾燥のほうが髪にいい」という話を聞きますが、髪には良くても、頭皮には良くありません。

頭皮にいつまでも湿気が残ると、雑菌が繁殖して、頭皮環境に悪影響をもたらします。いつも以上に、入念にドライヤーをかけましょう。私は美容院にあるような、風力の強いドライヤーを使用しています。

ステップ3　悪玉男性ホルモンをつくらせない日常生活

前述のように、日常生活は大きく抜け毛や薄毛に関連しています。過度な脂質摂取を控え、喫煙と頻繁な飲酒をやめ、週に3回は運動をしてください。もちろんストレスは大敵ですが、「ストレスの解消法」は「第5章」をお読みください。

ステップ4　薬の服用

「ステップ1」「ステップ2」「ステップ3」を忠実に守り、半年経過しても抜け毛や薄毛の進行が止まらない場合は、ＡＧＡ治療（薬による抜け毛・薄毛治療）も選択肢の一つと考えてください。

毎日1錠を服用し、半年から1年で効果が実感できます。もちろん個人差がありますが、私が処方した限りでは、40代・50代の8割以上、60代で6割の方に、満足のいく発毛がありました。

年をとっても老けないための七つの方法

ではいよいよ、年をとっても老けないための七つの方法を、ご紹介します。

方法1　腹八分目の食生活

大腸菌などは、８割程度の栄養素を与えると一番長生きすることがよく知られていますが、人間ではどうでしょうか。

人間に最も近いといわれるアカゲザルを使った実験が、長期間にわたって行われました。その結果、たっぷり餌を与えたアカゲザル、そしてあまり餌を与えなかったアカゲザルは、それほど長生きすることなく、８割程度の餌で飼育したアカゲザルが、最も長生きしたのです。[*6]

このことから生き物は、８割程度の栄養状況下で、種を保存するために代謝活動を低下させて、自分自身を省エネモードに変化させ、より長く生きることでＤＮＡを子孫に残そうとすることがわかりました。実際、比較的やせ型の人に長寿の人が多いですよね。

昔から「腹八分目」といいますが、人は80％の食事で最も長生きできるのです。「ウ～、食べた～、もうお腹いっぱい」というのはダメ。「粗食が一番」というのも間違いの可能性大。「もっと食べたいが、このくらいでやめとくか」と、腹八分目が理想的なのです。

特に朝食は大切で、私のクリニックに来られる元気のない方の多くは、朝食をとっていません。夜間、胃液がたまり、食べ物を消化する準備のできた胃袋に、朝方、何も入れないのがどんなに悪いことかは、誰にでも想像できます。朝食が胃を刺激し、そこから脳だけでなく全身に「今日の活動スタートのスイッチが入りましたよ〜」という情報が駆け巡ります。

朝は簡単にパンと目玉焼きとコーヒーと決まっている方もいるでしょうが、私は賛成しません。私は、ご飯に魚、豆腐、味噌汁、海苔、野菜、大根おろし、これらを朝食として毎日とり、朝食後に、バナナに数種類の果物を混ぜてミキサーにかけた濃縮ジュースを飲みます。また、朝食↓昼食↓夕食と、摂取量をだんだんと減らし、就寝3時間前には、なるべく食べないように心がけています。

何を食べるかは、とても重要です。私たちの体の材料となるわけですから、気を使って当然なのです。肉がいいとか野菜がいいとかではなく、バランスのいい食事――これに尽きます。

問題9

次のうち、脳の栄養源となるものを一つ選んでください。

A　ご飯　　B　野菜　　C　肉

ＰＥＴ検査をご存じですか？　私は年に1回、必ず受けています。ＰＥＴ検査というのは、ブドウ糖に微弱な放射能を出す成分を組み込んだ薬剤を体の中に注入し、「癌細胞は正常細胞より何倍ものブドウ糖を取り込む」という性質を利用して、癌を発見する装置です。

「図2」はブドウ糖を注入した後の写真で、黒い部分がブドウ糖を取り込んでいる部位です。脳はブドウ糖しか栄養源にしないので、黒くなっています。検査用のブドウ糖を排出するために、腎臓と膀胱（ぼうこう）も黒くなっています。

これら以外に黒くなっているのが、癌というわけです。

説明が長くなりましたが、脳はブドウ糖以外を栄養源にしません。したがって、朝しっかりとご飯を食べ、脳にエネルギーを与えると同時に、味噌汁や納豆などの発酵食品（老化の原因となる活性酸素を抑制）に加え、魚、海苔など、日本食を中心としたメニューにすべきです。私はこの5年間、毎朝、日本食を食べることで、ほとんど病気もなく健康を維持できています（コロナにはかかりましたが……）。

摂取量は、「朝食を一番多く、次に昼食、その次に夕食」がいいでしょう。特に就寝3時間前の食事は、ほぼ体に蓄積されると思ったほうがよさそうです。

まとめます。食事量はすべて腹八分目とし、①朝食は必ずとり、日本食中心のメニュー、②摂取量は「朝食を一番多く、次に昼食、その次に夕食」、③就寝3時間前は食事を控える。

（問題9の答＝A）

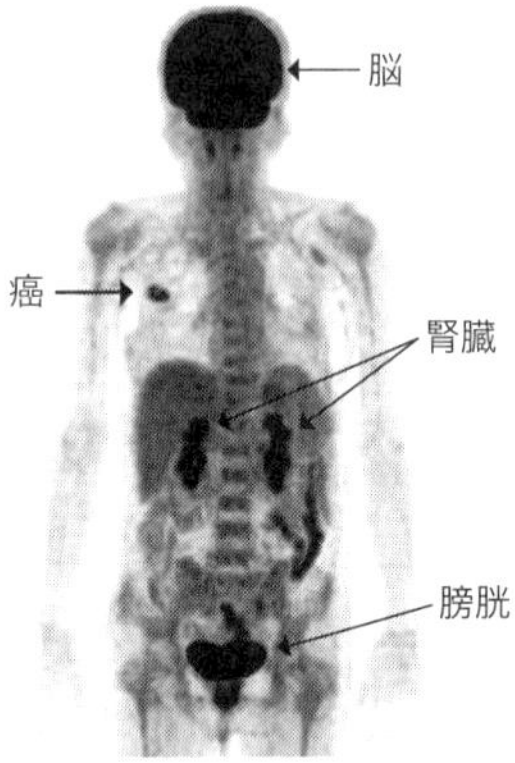

図2　PET検査画像のイメージ

方法2　朝疲れを残さない睡眠——どうすれば十分な睡眠を得られるか

まずは、皆さんの睡眠の知識を確認してみましょう。

問題10

次の中で、正しいのはどれ？

A　日本人の平均睡眠時間は8時間。
B　寝る直前にお風呂に入って体を温めると、よく眠れる。
C　30分でも、昼寝は睡眠を妨げる。
D　よく眠れるように、寝る前にお酒をたくさん飲む。
E　何日も不眠が続いているので、寝る場所を変えてみる。

布団に入って、目を閉じて……、でも、いろんなことが頭に浮かんで、全然眠れない。何度も寝返りをして、少しウトウトしたと思うとすぐに目が覚め、結局、外が明るくなる頃に少し眠れて……。こんな経験をしたことはありませんか？

人間は一生の4分の1から3分の1を、睡眠に費やしています。十分な睡眠が得られなければ、集中力がなくなり、仕事や勉強に支障をきたすだけでなく、老化を早めてしまいます。

睡眠中（入眠から約1時間後のノンレム睡眠時）に分泌されるホルモンに、「成長ホルモン」があります。子どもの成長を促すイメージが強いのですが、大人になっても分泌され、主に次の四つの働きがあります。

①傷ついた細胞を修復
②免疫細胞を増加させる
③脂肪の分解を促進
④コラーゲン生成を促進

あまり眠れていない翌日、体がだるいのは、壊れた細胞が修復されていないから

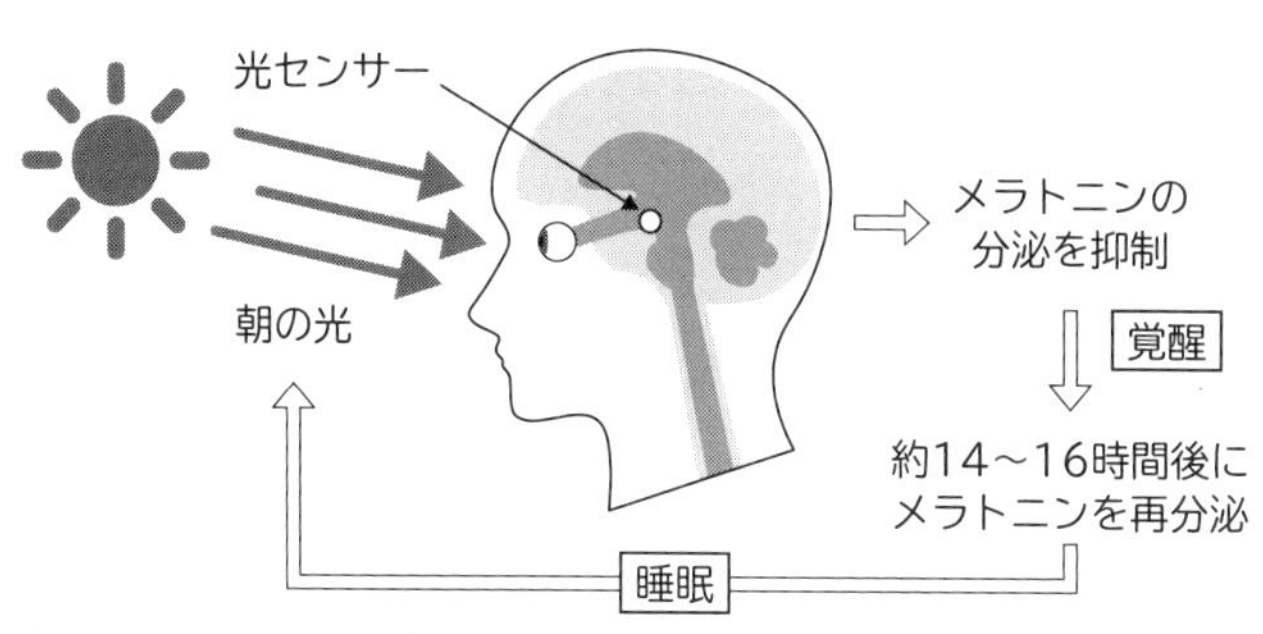

図3　眠りのメカニズム

なのです。コラーゲン生成と脂肪分解の働きもある……、なんと頼もしいホルモンでしょう。若々しさを維持するためにも、質のいい睡眠で、十分な成長ホルモンを分泌させなければなりません。

では、眠りのメカニズムから解説しましょう。

人は夜眠っているとき、眠りを促すホルモン＝メラトニンが多く分泌されています。朝、目覚めると、朝の光が目の網膜から侵入し、目の奥にある光センサーに作用して、メラトニンの分泌を抑制するとともに、体内時計がリセットされます（実は人間の体内時計の1日は、24時間よりも少し長めなのです）。さらに、起きてから約14～16時間後（個人差あり）にメラトニンを再分泌して、再び眠気が出るようにセットされます（図3）。

朝の光によって、1日のスタートのいろいろな準備

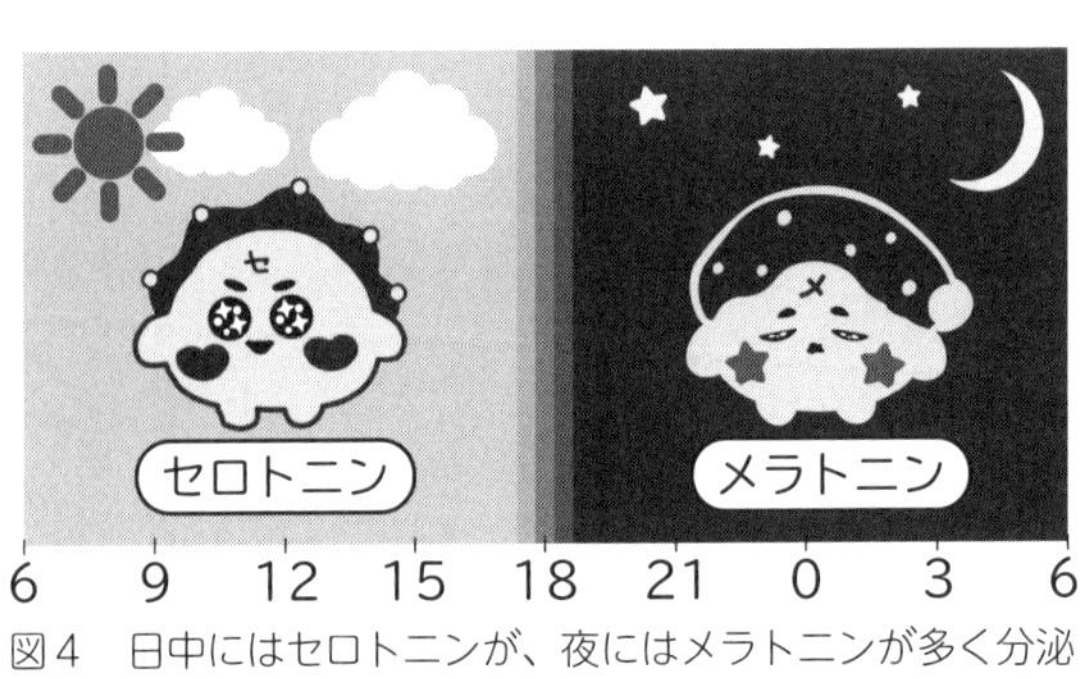

図４　日中にはセロトニンが、夜にはメラトニンが多く分泌

が体内で行われるのです。だから、寝るときより、起きたときに朝の光を浴びることのほうが大切なのです。

実際、冬になると日照時間が短くなる北欧では、不眠症治療のため、病院で朝日の光を浴びるという治療をしています。

日中は、癒し系のホルモン＝セロトニンがたくさん分泌されます。このセロトニンを原料としてメラトニンが作られるので、セロトニンを増やせば増やすほど、よく眠れるようになります。

セロトニンを増やすには、午前中の光を浴びながら、うっすら汗をかく軽い運動が一番いいでしょう。「ああ、いい汗かいたなあ〜」と感じたとき、体の中には、たくさんのセロトニンが分泌されています（図４）。

太陽光には赤・橙・黄・緑・青・藍・紫の７色があり、赤系色になるほど波長が長く、紫系色になるほど波長

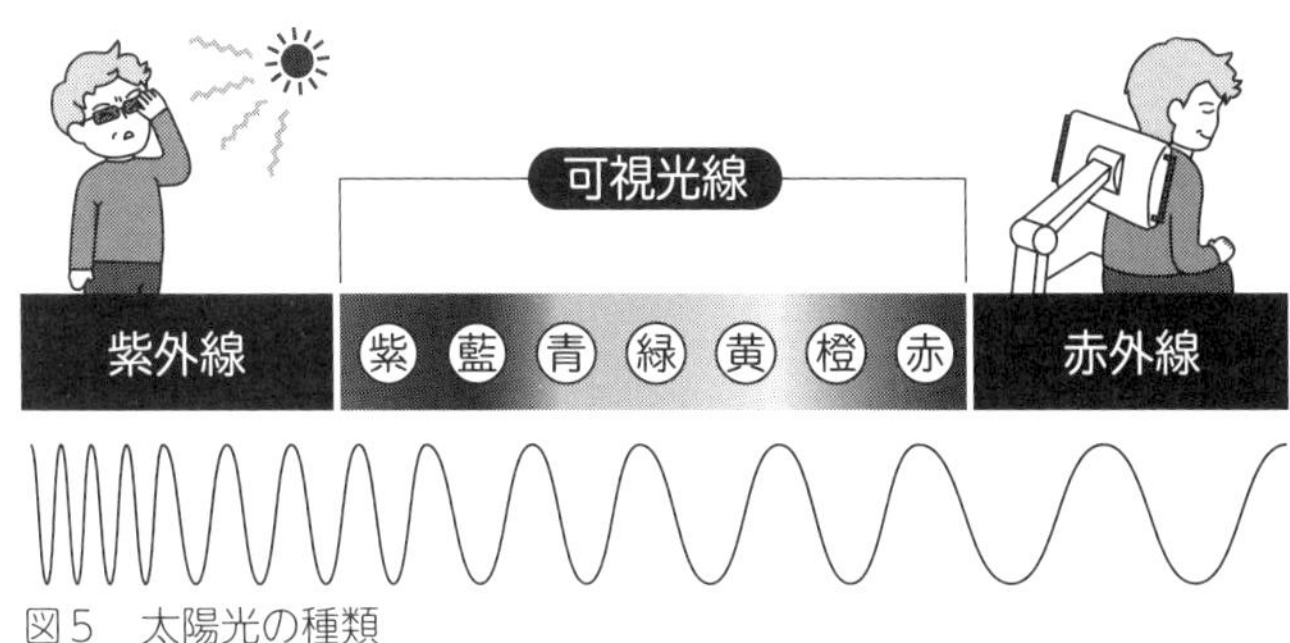

図5　太陽光の種類

が短くなります（図5）。波長が短ければエネルギーが強く、体の奥深くまで侵入して影響を与えます。紫外線を長時間浴びると皮膚に悪いのは、そのためです。

朝の光は紫外線を多く含んでいますが、短時間であれば、それほど体には影響を与えません。役目は、前述の通り、目の奥の光センサーに作用することと、眠りのホルモンであるメラトニンを抑制することの二つです。

スマホやＰＣ（パソコン）にはブルーライト、すなわち紫外線が多く含まれているので、夜寝る前に長時間見ると、せっかく分泌されたメラトニンを再び抑制してしまうため、眠れなくなるのです。理由がわかれば、就寝前のスマホやＰＣ使用をストップできますね。

もう一つ、眠れない人のために大切なことがあります。

脳は、「こうすれば眠れる」という状況を記憶します。たとえば、いつも寝る前に音楽を聴くなど、人によって眠くなるときの状況は違います。これを「眠りの儀式」と呼びます（私が勝手に名付けました）。いろいろ試してみて、自分が眠れる儀式を探し出してください。ちなみに、私はマッサージ機を首にあてると眠くなります。私の妻は、寝る前にはいつも中国歴史ドラマを観ていて、そーっと近づいてみると、いつも目を閉じて寝ています。

まとめます。
まず、不眠を改善する方法。

ステップ1

前の晩よく眠れなくても、毎朝、同じ時間に起床し、朝日をしっかり浴びながら、15分程度軽く運動。

ステップ2

寝る1時間前頃から部屋のライトを暗めにして、メラトニンが分泌されやすいようにする。

ステップ3

眠気が少しでも出てきたら、すぐに寝床に入る。

ステップ4

眠れる儀式を探す（人によって違う）。

そのほかの注意点は、以下の通りです。

①枕に横を向いて寝て、へそと鼻を結んでラインが1直線になるような位置がベスト（図6）。
②寝る1時間前以降は、スマホやPC、活動的なことや刺激的なことをしない。
③眠れないからといって寝る前にアルコールなどを飲むと、眠気は出てきても、2、3時間後にアルコールは覚醒物質に変わります。さらに利尿作用があるため、夜間頻尿の原因にもなります。

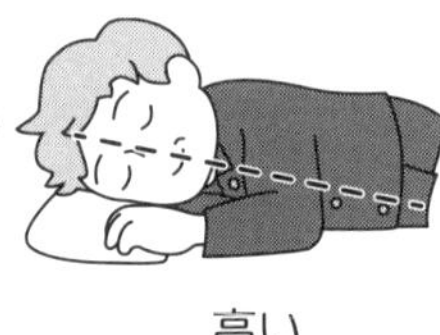

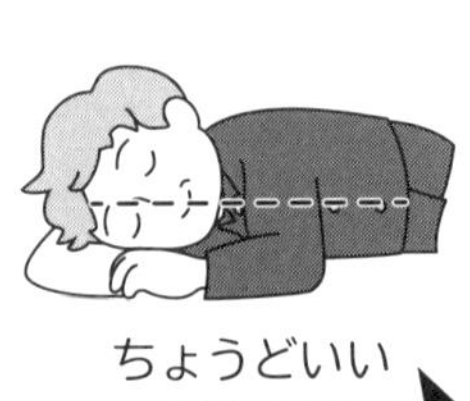

図6　枕の合わせ方

なお、現在、睡眠導入剤や睡眠薬を服用している方は、第6章の「眠りについて」（165ページ）をお読みください。

ところで、寝る前に入浴する方も多いと思いますが、体を温めると脳は覚醒します。人は体温が低くなると眠くなるのです。したがって寝る直前ではなく、寝る2時間前にお風呂に入って体を温めると、じわじわと体温が下がり眠気が出てきます。

体温は、睡眠に大きく関与しており、赤ちゃんが眠りかけたとき、手足がジワーっと暖かくなってくるのは、毛細血管が拡張し体内の熱を外に出して、深部体温を下げているのです。

「眠る」ということは、クマが冬眠するように、体を休止の状態にすることなのです。そのためには深部体温をさげて、活動を最小限にしておく必要があるのです。ＰＣにも、スリープモードで省エネにする機能がありますね。

「脳から分泌されるホルモン」「光センサー」「体温調節」、この三つで睡眠は支配されています。

では、解答の説明です。

Ａ　日本人の平均睡眠時間は6時間半です。世界のほかの国と比べて少なめです。

Ｂ　人間は体温が低下するときに眠気が出てくるので、直前ではなく、1、2時間くらい前に入浴すると効果的。入浴直後、体が温まると新陳代謝が活発になり、元気になります。

C　1時間以内の昼寝なら問題なし。
むしろ昼寝&うたた寝は、いきなりノンレム睡眠（深い睡眠）から入るため、昼寝&うたた寝の30分は夜の睡眠の1、2時間に匹敵します。

D　飲酒後数時間すると、アルコールは覚醒物資に変化し、睡眠を妨げます。さらに利尿作用で、夜中にオシッコに行くことにもなります。

E　何日も不眠が続き、布団で眠れない……と寝返りをうっていると、脳に「この場所では眠れない」という情報が記憶されます。だから、思い切って寝る場所をかえてみるほうがいいでしょう。

〔問題10の答＝E〕

方法3　スッキリ感を伴う有酸素運動&筋トレ

運動の効能

美容整形など何もしていないのに、実年齢よりもずっと若く見える人は多くいます。

何かしていますか？と聞くと、ほとんどの人が運動習慣をあげます。運動がアンチエイジングに効果的だということは誰でも知っていますが、運動すると体の中で何が起こっているのか、さらに、どんな運動をどれくらいすればいいのかを理解している人は少ないようです。

毎日15分程度の軽い運動をしている人は、全く運動をしていない人に比べ死亡リスクが減り、寿命が3年延びるということが、医学雑誌 *The Lancet* に発表されました。[*7]

また、アメリカ保健福祉省が実施した調査で、毎日40分運動している人は、運動をほとんどしない人に比べ、細胞レベルでなんと10歳以上も若いことがわかりました。[*8]

なぜ、運動で細胞が若返るのでしょうか？

運動すると、体の中で次の三つの変化が起こります。

【変化1】細胞の寿命が長くなる

精子と卵子が受精、その後細胞分裂を繰り返して人間は成長しますが、人間の細胞分裂の回数は50回が限界で、最後の細胞分裂が終わると、死滅してしまいます。第

2章」で述べたように、染色体の末端にはテロメアと呼ばれるひものようなものがあり、細胞分裂が起こるたびにこのテロメアがだんだん短くなり、50回でなくなってしまいます。

テロメアは「靴のひもがほつれないように付いている、プラスチック」のようなもので、染色体の末端部を保護して、細胞分裂を促進します。

運動すると、このテロメアが長くなり細胞分裂の回数が増え、細胞の寿命が長くなるのです。

【変化2】成長ホルモンの分泌が増加する

成長ホルモンというと、体を成長させるホルモンというイメージが強いのですが、前述したように、①傷ついた細胞を修復、②免疫細胞を増加させる、③脂肪の分解を促進、④コラーゲン生成を促進、の四つの働きがあります。

しかし、残念ながら年をとるにつれて、成長ホルモンの分泌量はどんどん減少し、10代の成長ホルモンの分泌量を100とすると、40代で50%、60代で30%にまで減ってしまうのですが、運動により成長ホルモン分泌の減少が抑えられ、老化を防ぐことができます。

【変化3】脳の神経細胞が元気になる

運動により、脳のアンチエイジング物質と呼ばれる神経栄養因子（ＢＤＮＦ）が増加し、うつ病や認知症の発症を抑制します。実際、北欧の大学が調査したところ、毎日運動をしている60代以上の人は、していない人に比べ、認知症発症がかなり少ないということが判明しました。[*9]

セロトニンを分泌させる有酸素運動

私たち医師が患者さんに対して一番よく使う言葉は、間違いなく「運動しなさい」でしょう。もちろん病気やケガなどで運動を制限されている人は別ですが、運動後には新陳代謝が活発になるだけでなく、脳からセロトニンという癒し系ホルモンが分泌され、身体的にも精神的にも大きな効果が期待できるからです。

セロトニンは、日光と気持ちの良い運動で分泌が増えていきます。

「仕事が忙しくて運動する暇がないんですよ」とか、「仕事が運動みたいなもんですよ。

毎日あちこち動いてます」という言い訳を患者さんからよく聞きますが、少なくとも私の周りで仕事をバリバリやっている方は、どんなに忙しくても、週に2日は運動のための十分な時間をつくっています。そうしなければ、仕事に集中できないと言っています。

毎日、10分間ラジオ体操、あるいは10分間スクワットや腕立て伏せ。毎日10分間の運動を1週間すれば、70分。週に2回30分以上の運動をしたのと同じです。

また、仕事が運動というのは、「アンチエイジングのための運動」にはなりません。筋肉は増えても、それ以上にストレスのほうが蓄積します。

10代の頃、思い切り運動した後、「ああ、スッキリした、いい汗かいた」という経験はありませんでしたか？　このとき、脳内からセロトニンという癒し系ホルモンが分泌されているのです。運動中は頭の中は空っぽになり、雑念は一掃されます。脳にはたくさんの役割があり、無意識に常時いろいろなことを処理しています。脳の役目が一つのことに集約されると、脳疲労が減り、脳がスッキリするのです。このセロトニンは皮膚に潤いを与えるだけでなく、若々しさを保つ働きがあります。

では、具体的にはどんな運動を、どれくらいすればいいのでしょうか？

実は週に1、2日、30～40分のガッツリ運動をするほうが、より細胞を若返らせるということがわかっています。もちろん、急にはそんな激しい運動はできません。まずは、1日10分程度からはじめて、少しずつ増やします。私の場合、最初の頃はプールを1往復泳いだだけで息苦しくなり、やめていましたが、だんだん距離が増えていき、今では20往復ノンストップで泳いでもなんともありません。

運動の継続は、「1か月」が超えなければならない一つの関所です。1か月以内だと、途中で何度も「もうしんどい！　楽しくない。やめようかなあ～」という誘惑に駆られます。しかし、1か月を過ぎた頃から、運動する前の「しんどい」よりも、運動後の「爽快感」が勝ちます。水の抵抗と闘いながら30分間泳ぎ、プールから上がったときには、地上の重力がなくなり、月にでも行ったように（実際に月に行ったことはないですが）、体の軽さを感じます。気分もよく、やる気も出てきます。これぞ、まさしくセロトニン効果です。

これもまた後からわかったことですが、疲れているときほどこの効果は高くなるようで、仕事でヘトヘトになっているとき、「疲れたから運動はなしにした日」と「同じくらい疲れていても運動を強行した日」を比べてみると、明らかに運動を強行した後のほうが体は軽く、仕事のストレスは解消されました。

もちろん皆さんは水泳ではなく、早歩き、あるいはジョギングで全く問題ありません。まずは1㎞から始めて、だんだんと距離を延ばしてください。1か月を過ぎた頃から、走らないと気持ち悪くなる日がやってきます。みんなこうやって、運動を継続しているのです。

「第2章」で述べたように、最近の研究で、セロトニンが分解する際に発生する過酸化水素が、老化細胞を死滅させるということがわかっています（33ページ参照）。セロトニンの90％は胃と腸の粘膜に貯蔵されています。このセロトニンを多く体に蓄積することで老化細胞を排除して、若々しさが維持できるのです。

さらにセロトニンは、眠りのホルモンであるメラトニンを作り出す原料にもなっており、良い眠りをもたらしてくれます。心地よい運動と日の光で、たくさんのセロトニンを作り出しましょう。

筋肉をつける無酸素運動

筋肉は80歳を過ぎても、鍛えれば増殖します。筋肉の増加とともに、男性ホルモン（テストステロン）も増えてきます。男性ホルモンは骨を強くし、生殖能力を高め、内臓脂肪を抑制し、動脈硬化も防いでくれる、ありがた〜いホルモンです。

私は少し猫背のせいもありますが、肩こりがひどく、また60歳のときに階段から落ち、腰椎の横突起を骨折したため、長時間座って仕事をすると、背中に激痛が起こります。週に2回以上、マッサージや鍼灸院で電気治療をしてもらっていましたが、同じことの繰り返しでした。しかし、65歳を超えた頃から筋トレを始め、今では胸筋をはじめ、背中の筋肉もかなり増え、おかげで肩こりや背中の痛みはかなり軽減しました。

筋トレのやり方は、若い人とは全く異なります。次の二つのルールを守らなければ、必ずといっていいほどケガをしたり、痛みに悩まされたりします。

【ルール1】疲れたら休む

疲れると、「乳酸」という疲労物質がたまるといわれていましたが、これは間違いです。

乳酸には疲労を解消させようとする働きがあり、乳酸閾値という限界値を超えたときに疲労を感じるのです。したがってこの限界値を超えないように、「運動をする↓疲れたらすぐに休む↓再び運動↓疲れたらまたすぐに休む」、これを繰り返すことで、乳酸閾値が上昇して疲れにくい体をつくれるのです。

私が通っているトレーニングジム（ほぼボディジム）のインストラクターが言っていました。「50回連続でバーベルを持ち上げるよりは、途中にインターバルを2回入れ、10回のバーベル持ち上げを3セットするほうが、最終的にはたくさん筋肉がつく」と。

【ルール2】80％の負荷をかける

以前は、ベンチプレス（バーベルを使ったトレーニング）で限界まで負荷をかけ、唸り声を上げながらバーベルを持ち上げていましたが、結局、肘を痛め、半年間は何もできませんでした。

20代、30代なら痛めてもすぐに治るのでしょうが、年をとると、治るのにかなりの時間がかかります。その間にせっかくつけた筋肉は落ちてしまい、無駄になってしまいます。

そのため、これもトレーナーのアドバイスで、すべて80％の負荷に統一しました。

周りの若い人の唸り声を聞きながら、私はマイペースでやや軽めの重量で負荷をかけています。これでも十分に筋肉はつくとわかったからです。

問題11

ランニングのような有酸素運動と、筋トレのような無酸素運動。どちらが老化防止に優れていると思いますか？

A　有酸素運動　B　無酸素運動

有酸素運動VS筋トレ、どちらがいいのか

筋肉には、酸素を必要とする赤筋（遅筋）と、酸素を必要としない白筋（速筋）の2種類があります。マグロやサメは常に運動していないと死んでしまうので、赤筋が

発達、この筋肉はジョギングなど持続的で軽い運動で獲得でき、エネルギー源は脂肪なので、ダイエット効果があります。一方、ヒラメは瞬時に獲物を捕らえるため白筋が発達しています。筋トレでムキムキになる筋肉です。

人間の筋肉は、赤筋と白筋が半分ずつで構成されたピンク色をした筋肉がほとんどなので、どちらか一方の筋肉を鍛えるのではなく、ランニングや水泳などの有酸素運動と、筋トレなどの瞬発運動を混ぜて行うのが理想的です。さらに、有酸素運動は心肺機能を高め、筋トレは男性ホルモンを増やすという効果もあり、結局、どちらも必要なのです。

〔問題11の答＝どちらも老化防止にいい〕

ちょっと意地悪な問題でしたね。

私の場合、週3日は筋トレ、残りの3日は水泳、1日は休息日と決めています。

歩くだけではダメ

年齢を重ねるにつれ、運動機能が低下してしまい、歩行困難になったり転倒しやすくなったりする状態のことを、ロコモティブシンドロームといいます。高齢者だけでなく、最近は若年者にもその兆候がみられるという報告もあります。高齢者が夜間にトイレに行く際に転倒、骨折、そのまま寝たきりになるケースもよくあります。私の亡き父も、転倒→骨折→寝たきり……となりました。

医者は患者さんに「運動しましょうね！」と何度も言い続けます。その場合、ほとんどの方は、「運動」＝「ウオーキング」と考え、万歩計を購入して「今日は何歩歩いた！」などと自慢します。しかし、骨格はさまざまな筋肉で支えられており、それらはすべてつながっています。歩くことで下半身の筋肉は鍛えられますが、上半身の筋肉が脆弱では、全身のバランスが保てません。

たとえば、転倒したときは腕で体を支えるし、体幹の筋肉はもっと重要です。すべての筋肉がバランスよく鍛えられてはじめて「運動した」といえるのです。ウオーキングをする前に、しっかりストレッチをして、上半身と体幹の筋トレをすべきです。

腰痛や足の関節痛がある人は、運動しなければ筋肉が劣化して、腰痛や関節痛は強くなります。だからといって、歩くと痛みはさらに強くなります。また、肥満体型の人が痩せようと思って歩いたりジョギングをしたりすると、体重の負荷が下腿の関節にかかり、結局、足に痛みを感じるようになり、運動しなくなって、体重は以前よりも増えてしまいます。

腰痛や足の関節痛がある人、または肥満体型の人は、プールでの歩行をお勧めします。浮力によって下半身に負荷がかからず、筋肉を鍛えることができます。下半身の筋肉が鍛えられれば、筋力で関節への負担が軽減されるのです。

問題12

次の中で、海外の人に聞くことがNGなのはどれ?

A　年齢　　B　血液型　　C　既婚か独身か

方法4　自分の年齢を意識しない

年齢は単なるナンバー

世界で相手に対して年齢を聞くのは、日本と韓国くらいでしょう。フランスに住んでいる親友に聞くと、「絶対に年齢を聞くこともないし、自分からも言わない。年齢を聞くことは相手に対し、とても失礼なことだ！」と言っていました。

なぜ失礼にあたるのか？　その親友によると、「年齢はその人のプライベートな情報であり、年の割には老けて見える人に年齢を聞くと、この人老けて見えるけど何歳？という、相手を卑下する興味本位な質問でしかなくなる。さらに、年齢を聞くこと自体に何の意味もないのでは……」ということでした。欧米人だけでなく、中近東の人も年齢を聞かないし、気にもしません。まさしく欧米人がよく口にする、"Age is just a number."（年齢は単なるナンバー）なのです。ちなみに欧米では、履歴書に年齢の欄はありません。

日本人が相手の年齢を聞きたがる理由は、二つあると思います。一つ目の理由は、日本に根ざしている儒教文化の存在でしょう。孔子の説いた儒教では、個よりも和を重んじ、親子や年齢による上下関係によって社会秩序を維持しようとします。実際、韓国でも年齢による上下関係はかなり厳格で、1か月でも年上なら相手に対し敬語を使い、また、お酒を飲む際にも横を向いて飲むというのを、よく韓国ドラマでみます。ただ、儒教の発祥地である中国では、だんだんと儒教文化は失われつつあるようです。

二つ目の理由は、ほとんどの日本人は髪の色は黒、瞳は茶色、肌の色も同じなので、仕方なく「血液型は？」「何歳？」などと、ほかの人との違いを見つけ出そうとしているのでしょう。

ちなみに日本人はA型、B型、AB型、O型の割合が比較的均等なので、不公平感なく血液型がどうだこうだと言っていますが、フランス人の9割がA型かO型のどちらか、アメリカ先住民の8割がO型です。また、アフリカ系アメリカ人の8割はB型なのです。そのため、ほかの国では血液型による性格診断の本は売れません。

海外の人に聞くのがNGなのは血液型と年齢、そして既婚か独身か。

この三つは、海外旅行で仲良くなった人に聞いてはダメですよ。

〔**問題12の答＝A、B、Cのすべて**〕

自分の年齢を意識しない生活

年齢は単なるナンバーです。１００歳まで生きた方は50歳、30歳で人生に幕を下ろした方は15歳が、折り返しの年齢です。また、年齢の割に若く見える人、逆に老けて見える人など、人の容姿はさまざまで、年齢で区分することはできません。

だからこそ、年齢を意識しない生活をしてほしいのです。自分は還暦を過ぎている、古希を過ぎた……、などと自分自身を型にはめた瞬間から、体はそのように反応してしまいます。心と体は連動しているからです。これを「プラセボ効果」と呼びます。

ある患者さんが「先生が出してくれた睡眠薬はとてもよく効く。飲んで10分くらいですぐ眠れる」と言いましたが、実は、私は睡眠薬を処方していません。なんとその患者さんは、胃薬を睡眠薬と思い込んで服用していたのです。私が「これは胃薬ですよ！」と伝えたその日から、その患者さんは眠れなくなりました。結局、その方に合った軽い睡眠薬を処方して、十分な睡眠を得ることができるようになりました。古今東西、怪しげな民間療法の多くは、このプラセボ効果によるものだといわれています。それほど、心と体は結びついているのです。

先ほどのフランスに住んでいる親友は「ヨーロッパでは、60代でも70代でも男性女性問わず『色気』があり、いつも自分自身の外見を意識して、服装や身だしなみに気を使っている。60代の男性と20代の女性が腕を組んで歩きながらイチャイチャする光景は普通にあり、それは全くいやらしさを感じさせない。逆に、高齢の女性と若い男性のパターンもある」と話していました（もちろん不倫ではなく）。

日本の男性も女性も中高年を過ぎると、「もう年だし」という「あきらめ」に似た感情を抱く方が多いようです。私は、「年なんかどうでもいい」というよりは、自分の年齢を考えないようになって以降、ネガティブ思考がなくなり、若い元気な人を見ても「この若者も運動しないで不摂生な生活を送っていれば、あっという間に老けるんだろうなあ～」と、勝手に自分の都合のいいように妄想して（笑）、うらやましいとは思わなくなりました。

自分の年を考えないこと、これが体をいつまでも若々しく保つ秘訣なのです。

方法5　いい意味での自己中生活

全く真逆の効果を生む「人目を気にすること」

長年、心療内科をやっていると、心の病気を抱えた人の多くが、人目を気にしていることがわかりました。周りの人は自分のことをどう思っているのだろう、悪く思っているのかも……と、いつも他人による自分の評価を気にしているのです。「自分自身でも自分のことがわからないのに、なんで他人があなたのことがわかるの？」と言っても、聞く耳を持ちません。

またある患者さんが、上司から「最近、がんばってるか？」と声をかけられたけど、自分は頑張ってないからこんなことを言われたんだと思い込み、そのことが頭から離れなくなって、眠れなくなったと言っていました。おそらく、上司は挨拶程度だったのでしょうが……。

いつも人目を気にして生きている人たちは、そのネガティブ思考（マイナス思考）が体にも影響を与え、若々しさがだんだんとなくなっていきます。私はそんな患者さんに、次の二つのことを伝えます。

FOR A FAIR SELECTION
EVERYBODY HAS TO TAKE
THE SAME EXAM: PLEASE
CLIMB THAT TREE

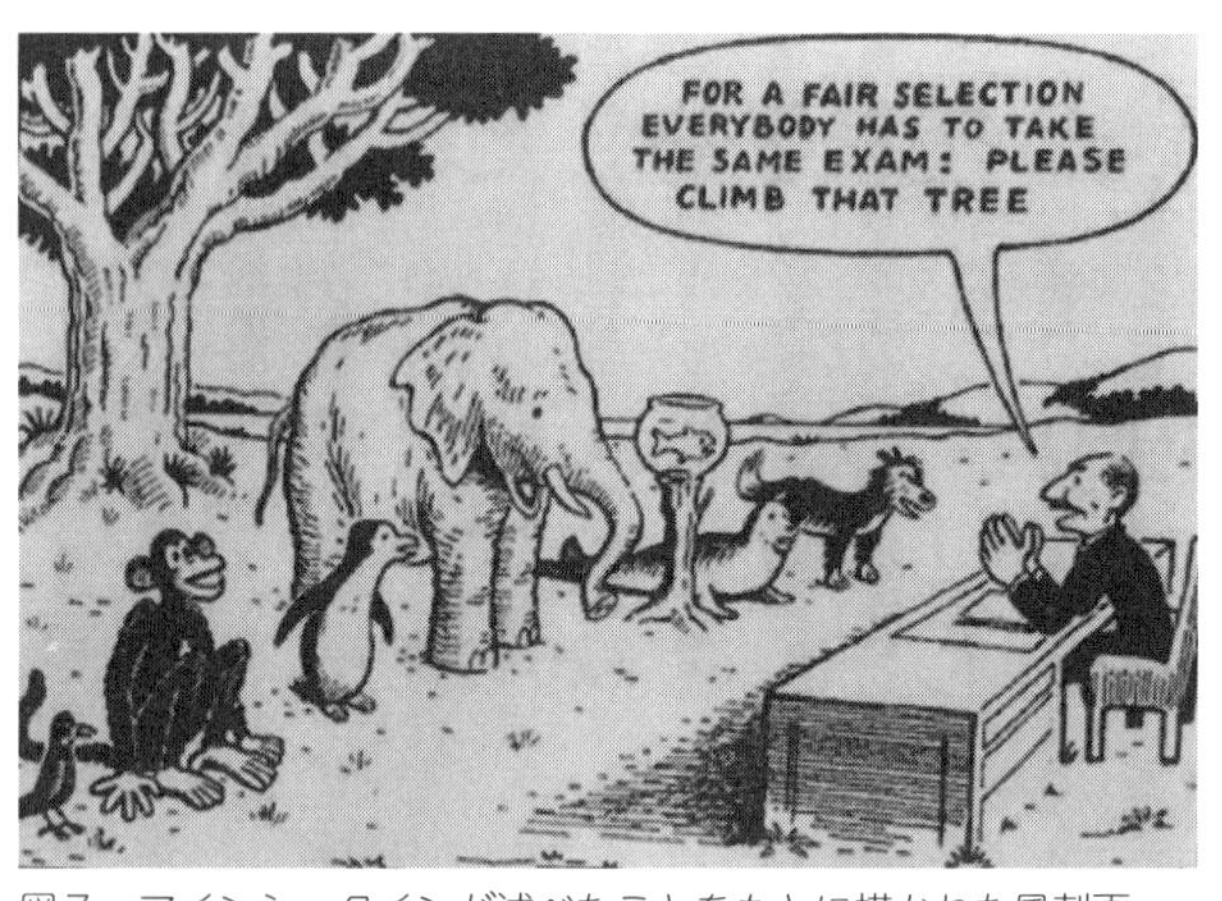

図7　アインシュタインが述べたことをもとに描かれた風刺画

まず、「目を閉じてください。ほら何も見えないでしょう。次に耳を塞いでください。何も聞こえなくなる。世界は自分中心に動いている」と言い、次に、「図7」のイラストを見せます。これは、アルバート・アインシュタインの"Everybody is a genius. But if you judge a fish by its ability to climb a tree, it will live its whole life believing that it is stupid."（誰もが天才だ。しかし、木登りの能力で魚を判断したら、その魚は一生、自分は愚かだと信じて生きていくことになる）という言葉をもとに描かれた風刺画（作者不明）といわれています。

大きな木の前に並んだ、鳥・サル・ペン

ギン・ゾウ・魚・オットセイ・犬に対して、試験官が「公平な選抜をするために、君たちに同じ試験をします。後ろの木に登ってください」と言っています。しかし、ペンギンやオットセイは登れないし、魚は何もできません。

アインシュタインは子どもの頃から変わり者と揶揄され、試験でも落第点をとっていました。でも彼は、「人が10人いれば10通りの個性と能力があり、それを同じ試験で評価することはできない」ということを言いたかったのではないでしょうか。

「世界は自分中心に動いている。だから自分の好きなように生きればいい」。これは決して自分よがりな利己主義ではなく、自分を守るための個人主義です。さらに「人にはそれぞれ個性と能力があり、人の評価に順位をつけることはできない」のです。これらを理解したうえで、いい意味での自己中を実践してみると、自分の周りの景色が変わってくるのがわかります。

一方で、人に見られているということを「心地よい緊張感」と捉え、自分をより上のレベルへと持っていこうとしている人もたくさんいます。欧米の中高年たちは、いつも人に見られていることを意識して、身だしなみや服装に気を使っています。もう年だからこんな派手は服はやめておこうというマイナス思考ではなく、年なんか忘れて、自分の着たい服を着る（ただし、ある程度のセンスは必要ですが……）。自分は人のために生きているのではなく、自分の人生を満喫するために生きているという気持ちでいることが、老けないコツでしょう。

このように、人目を気にするというのは考え方次第で全く逆の効果をもたらしてくれるのです。もちろん皆さんには、後者の「心地よい緊張感」を味わいながら、自分をより着飾っていただきたいです。

方法6 趣味で達成感を味わい、ドーパミンを分泌

私は、50代になってからいろいろなことに挑戦してきましたが、多くは途中で挫折。音楽系ではバイオリン→二胡→ジャズピアノ。運動系では北朝鮮系テコンドー→キックボクシング→水泳→ボディビル。70歳を超えた今は、ジャズピアノと水泳・ボディビルを継続中です。

結局、続けられるかどうかは、やっていて成果が実感できるかが大切なのです。ジャズピアノは、最初コードもほとんどわからないまま丸暗記、でも、うまく弾けたときの達成感は半端なく、脳がもっともっとと、私を煽りました。

今ではジャズ特有のテンションコード（4音で構成される和音にさらに音を重ねた、複雑な響きの和音）もちゃんと把握して、パーティーなどで弾き語りをしています。

テコンドーは黒帯を取得、キックボクシングも結構やりましたが、捻挫や打撲などケガが続き、体が悲鳴をあげていたため中断。水泳はゆっくり泳げばなんら体に負荷はなく、またボディビルもトレーナーの指示に従って80％の負荷でやれば、体を壊すことはありません。実際、多くの女性もボディビルをやっているわけですから。

私は10年以上、テレビのコメンテーターやリポーターをやっており、ある日、テレビの取材で音楽教室に行きました。ピアノを習っている87歳の方、合唱を習っている5人の70代の方々。皆さん、とても若々しく元気でした。実は、音楽を演奏しているときや歌を歌っているときにｆＭＲＩという装置で脳の動きを見ると、脳シナプスの情報伝達が盛んに行われ、脳が花火のように活性化しているのがわかりました。

楽器を演奏するときは、脳だけでなく視覚・聴覚・運動神経が活性化し、作業記憶が鍛えられて、処理能力、記憶力、集中力が高くなり、最終的には認知機能が向上して、認知症予防にもつながります。また、歌を歌うことで口腔機能と免疫機能が向上し、さらに腹式呼吸で心肺機能も改善、大勢で合唱することで、オキシトシン（幸せホルモン）が分泌されます。

ある程度年をとると、新しいことを覚えなくても生きていけるので、何もしない人が多く、脳はどんどん退化していきます。新たなことを始めることで脳を刺激すると、まず記憶を司る「海馬」が活性化して、次に、達成感でドーパミンの分泌が盛んになります。ドーパミンは別名「快楽のホルモン」と呼ばれ、一度分泌し始めると、脳は喜び、さらなるドーパミン分泌を要求します。

たとえば悪いのですが、覚醒剤は何もしなくてもこのドーパミンを分泌させているので、なかなかやめることができなくなるのです。また、万引きや放火も同じ理屈で、万引きや放火をしているときは、緊張感から頭の中がこれらのことでいっぱいになり、雑念が消え、この上ない達成感がやってきます。すると、快楽のホルモン、ドーパミンが大量に分泌され、やめることができなくなるのです。私は以前、精神科の病院で働いていたときに、そんな患者さんをたくさん治療してきました。

話を元に戻しましょう。達成感を味わえるような趣味に没頭することでドーパミンが分泌すると、意欲が出てきて人生が楽しくなります。その結果、脳の老化を防ぎ、若々しさが保てるというわけです。

自分がだんだんうまくなっているという実感がつかめる習い事を始めるのが、一番いいでしょう。今、何も習い事をしていない人は、すぐにネットで探してみては！ やり始めると、人生が楽しくなりますよ。

問題13

車はガソリンや電気をエネルギー源として、エンジンやモーターを動かして走ります。
では人間は、何をエネルギー源とし、どこを動かして生きていると思いますか？

方法7 魂の入れ物である体の手入れと、美容クリニックの活用

車のガソリンや電気に相当するのが、食べ物と酸素です。そして、実は車のエンジンやモーターに当たるのが、細胞内のミトコンドリアなのです。忘れた人はググって調べてください（笑）。

このミトコンドリアで酸素呼吸を行い、糖を燃やしてエネルギーをつくり出します。このときに、副産物として「活性酸素」が生じます。活性酸素は、免疫機能が外部か

ら侵入した病原体を攻撃する際の武器に使われるなど、体には不可欠なものですが、必要以上に増加すると、余った活性酸素の酸化作用により細胞が傷つけられ、老化の一因となってしまいます。この有害な活性酸素の除去こそが、細胞の老化を阻止する方法なのです。

有害な活性酸素が増える原因は、喫煙・飲酒・運動不足・ストレスに加え、加工食品や脂肪分の多い食べ物の摂取などです。喫煙と飲酒を控え、運動と偏りのない食生活を送ることが大切なのですが、さらにビタミンCとミネラルを体に取り込む必要があります。ちなみにビタミンCは、有害な活性酸素を除去してくれるのですが、猫や犬など多くの哺乳動物にはつくれても、人間は体内でつくり出せないので、意識して果物や野菜などで補う必要があります。

私は心療内科医であるとともに美容皮膚科クリニックも経営していて、週に２、３日、お客さんの相談にのります（美容クリニックでは、病気を治療するのではないので、患者さんではなく「お客さん」と呼びます）。私の担当は、主に50歳以上の男性女性のお客さんです。お客さんの頬のたるみ、シワ、シミなどの悩みは数え切れません。私の美容クリニックは美容整形ではないので、メスを使うことはしませんが、最近の美容機器は本当に優秀で、たとえば、シミや赤ら顔はIPLという特殊な光線を照射することで、かなり改善します。

以前、私の友人（私より8歳年下）が、船で釣りによく出かけるため皮膚の荒れがひどく、相談を受けました。まず、寝る前の洗顔と保湿の習慣化に加え、月に2回の高濃度ビタミンC点滴を始めたところ、半年もしないうちに皮膚の荒れはどんどんなくなり、見た目もかなり若々しくなりました。彼は、運動は毎日のようにしているし、食事にも気を使っているので、効果の発現が早かったのでしょう。

今、日本では美容皮膚科クリニックがどんどん増えています。美容皮膚科&美容内科は、顔や鼻の形を変えたりするところではなく、顔の皮膚のケアをするところなのです。

車に限らず、どんな道具でも大切に使えば長持ちします。日々のケアに加え、時々、専門家にメインテナンスをしてもらうことも必要です。

〔問題13の答＝食べ物と酸素をエネルギー源として、細胞内のミトコンドリアを動かして生きている〕

この章の最後に……。

人間の体は魂の入れ物です。好きなことをして体を粗末に扱い早く老けるか、ちょっと我慢して体を大切にして長く生きるか、どちらを選択するかは自由ですが、私は長く生きて、人生を楽しみたいと思っています。

＊６　２００９年、アメリカのウィスコンシン大学の実験報告、およびアメリカ国立老化研究所の実験報告

＊７　*The Lancet* に掲載された、台湾の国家衛生研究院群体健康科学研究所の温啓邦教授らによる研究

＊８　アメリカの月刊誌『予防医学』に掲載された研究。米保健福祉省の公的機関が実施した健康と栄養に関する調査に、１９９９年から２００２年にかけて参加した５８２３人の健康データを精査

＊９　フィンランドで２００９～２０１１年に行われたFinger 研究（認知機能障害予防フィンランド高齢者介入研究）

第5章

ストレスは最大の老化要因
——ストレス克服法

問題14

ナマコ漁の漁師さんは、船で沖に出て海の底からナマコを獲（と）った後、船の生簀（いけす）に小さなカニを1匹入れておくそうです。なぜでしょうか？

ナマコとカニ

私は、経営者や学校関係、そして高齢者の会などから講演を依頼されることが多いのですが、講演が終わった後、ある定年になったばかりの方から「先生、これから仕事のストレスもなくなるので、のんびりと長生きできますよね～」と言われました。私はその方に「残念ながら、全くストレスがなくなると長生きできないんですよ」と答えました。

ナマコ漁の漁師さんによると、船で沖に出て海の底からナマコ

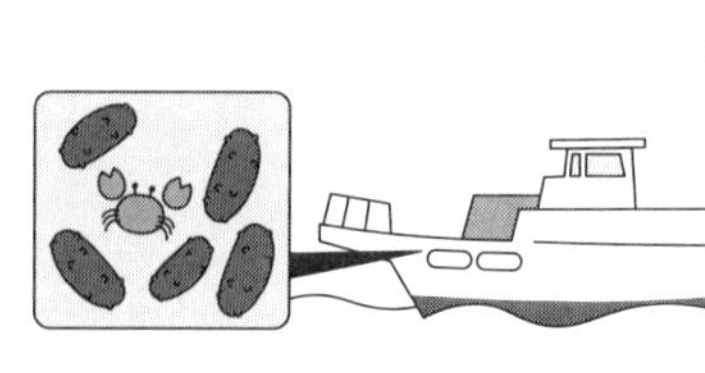

を獲った後、そのまま船の生簀に入れて岸まで持って帰ると、ナマコは疲れてしまって使いものにならないので、生簀に小さなカニを１匹入れておくそうです。

カニはナマコを食べるので、ナマコにとっては天敵です。そのカニがそばにいれば、ナマコは食べられまいと交感神経を優位にして緊張し、戦闘態勢になります。言い換えれば、「生き生きしてくる」のです。大きなカニだと本当に食べてしまうので、小さなカニにして、その存在だけで緊張させるのです。

ナマコだけでなく、人間を含めたすべての生き物は生命を脅かされるようなストレス状態に置かれると、生き延びるためにその生存機能を高めるのです。ただし、そんな過度なストレスが長期間続くと、後述するように過剰な抗ストレスホルモンが分泌され、心身ともにボロボロになってしまい、老化が進みます。すぐに解消できるような、適度なストレスが人間の生存機能を活性化し、より長く生きながらえようとさせます。

逆に、全くストレスがなくなると弱々しくなって、すぐに老化してしまいます。たとえ、定年になり十分な時間があったとしても、毎日のんびりとするのではなく、ほかの仕事についたり、孫の世話をしたりなど、なんらかのストレスを自分に課すほうが、より長生きできるのです。

私の知人のAさんは、一代で上場企業を立ち上げましたが、65歳ですべての仕事をやめ、毎日ゴルフ三昧。現在、74歳ですが、見た目がどんどん老けていき、弱々しく、かつての覇気はなくなっています。一方、同じく大企業の創業者であるBさんは現在79歳ですが、現役でバリバリ仕事をこなし、見た目も若々しく、覇気が全身からみなぎっています。

〔問題14の答＝カニという天敵により、ナマコは生存機能を高め元気になるため〕

問題15

他人の口臭はすぐわかるのに、自分の口臭は、どんなにひどくても匂わないのはなぜ？

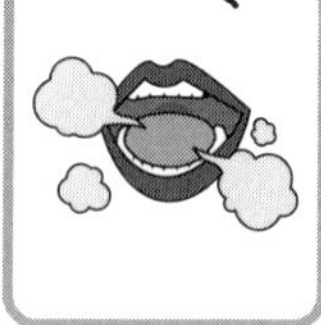

ストレスとは

人間はどんなにひどい環境にいても、長時間その環境にいると、それに順応するよう体が変化します。たとえば、寒いところに住んでいる人は寒さに強く、それが普通だと思うようになってしまうのです。むしろ、環境の変化に敏感になって、環境が変わることに抵抗するようになります。この環境に合った体を一定に維持させるための体内システムを、「ホメオスタシス（生体恒常性）」と呼びます。

だから口臭のひどい人にとっては、それがずっと慣れ親しんだ環境であり、口臭がひどいとは認識できません。たとえば臭い部屋に入っても、しばらくすると平気になってきますが、外から入ってきた人は「くっさ〜い」と鼻をつまんでしまいます。

さて、私たちの慣れ親しんだ環境が壊される、すなわち**外部からの刺激で今まで適応していた生体内の環境に歪みが生じた場合、これをストレスとして認識**します。実はストレスは、全く同じ状況下でも、それをストレスと感じる人もいれば、感じないどころか、むしろ心地よいと感じる人もいるのです。

私はゴルフが下手で、レッスンプロを雇って練習したにもかかわらず、コースに人ると、カートにも乗せてもらえず、あちこち打ったボールを探して歩いています。バンカーにボールが入ろうものなら、タイムループ地獄が始まります。ほかの人にとってゴルフは楽しいスポーツなのでしょうが、私にとっては、ストレス以外の何者でもないのです。それでも、ある大きなコンペで賞（布団乾燥機）をもらいました。その賞品には「最多打数賞」と書いてありましたが……（笑）。

〔問題15の答＝長時間同じ環境にいると、脳はその環境が正常だと判断するから〕

ストレスを受けると、なぜ心身を病むのか？

ストレスを受けると、脳がそれを感受して、腎臓の上にある副腎からコルチゾールという抗ストレスホルモンを分泌し、ストレスから体を防御しようとします（図8）。

しかし、強いストレスやストレスが長時間続くと、過剰な抗ストレスホルモンが分泌され、逆に体を破壊してしまうのです。ちょうど、運動選手が使うドーピング剤のようなもので、打ち過ぎると体はボロボロになってしまいます。

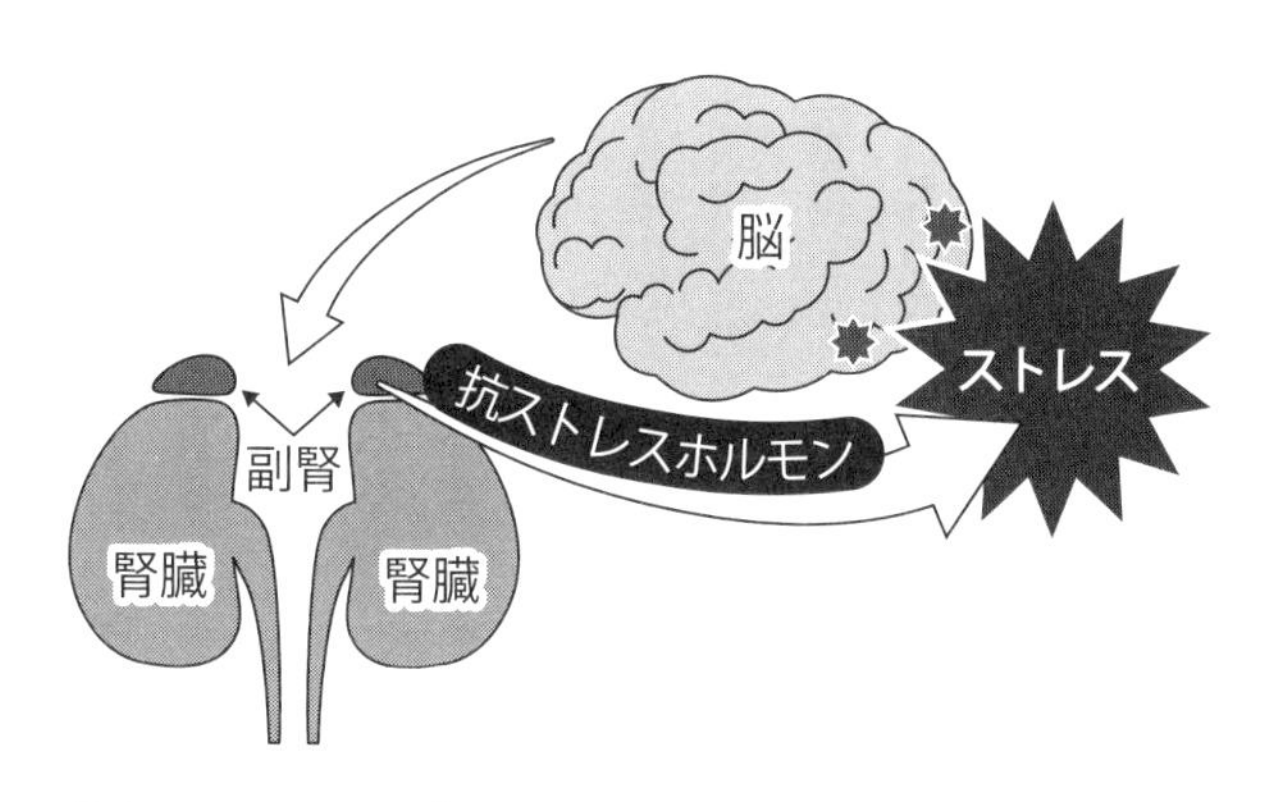

図８　ストレスから体を防御しようとする仕組み

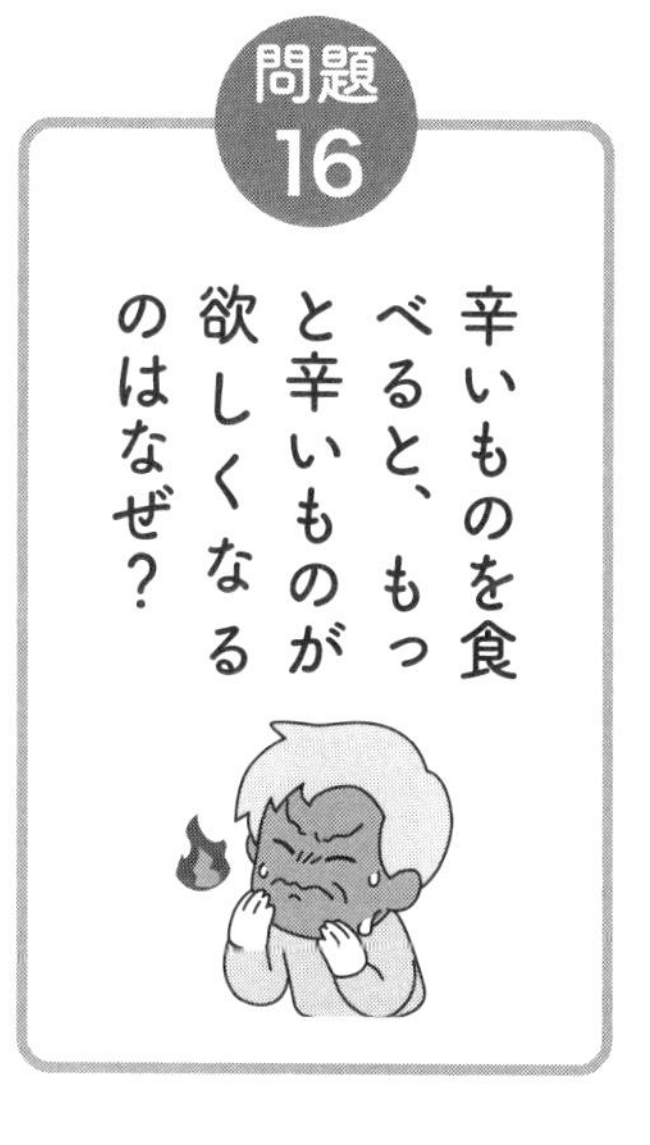

味覚には、甘味・塩味・酸味・苦味・うま味の5種類があり、舌の場所によって感じる部位が分かれています。実は、辛いという味覚はありません。辛いと感じるのは舌ではなく、神経の痛覚なのです。手をつねるのと同じ感覚で、脳が痛みを感じ、これはストレスとなります。このストレスを緩和しようとし

て、抗ストレスホルモンであるエンドルフィンを脳から分泌します。これは別名「脳内麻薬」と呼ばれ、一度分泌されると快楽を感じ、脳はさらなる分泌を要求します。だから辛いものを食べると、もっと辛いものが欲しくなるのです。

〔問題16の答＝辛さのストレスを緩和するため分泌されたエンドルフィンにより、脳がさらなる分泌を要求するから〕

さて、辛い食べ物ではなく、人間関係などのストレスを受けたとき、感じ方は人それぞれで、ストレスを克服して、より強くなる人がいる一方で、落ち込んで引きこもってしまう人、さらに心の病気になって心療内科に駆け込む人もいます。

ストレスに弱い人、あるいは心の病気になってしまう人には、次の三つの「〜ない」共通点があります。

①人にグチをこぼさない

②夢中になれる趣味がない

ということは、ストレスから心の病気にならないためには、この逆をすればいいのですが、詳しくは後述します。

③ほとんど運動をしない

ストレスを受けやすい人、受けにくい人はさまざまですが、ストレスから心の病気になる要因の一つに、環境因子があります。自分に向いていない仕事を無理して続けていると、そのストレスから精神的に不安定となり「抑うつ症状」が現れるようになります。一方で、向いている、向いていないにかかわらず、仕事内容により心の病気になりやすい職業と、なりにくい職業とがあります。

問題17

次の10の職業の中で、ストレスから心の病気になりやすい職業を三つ、逆になりにくい職業を三つ選んでください。

A　公務員　　B　経営者　　C　コンピューター従事者
D　経理事務　　E　医者　　F　教職員　　G　介護職
H　スポーツ選手　　I　政治家　　J　営業職

長年、心療内科医としてストレスを受けてきた患者さんを診た経験から、最も心の病気になりやすい職業は、ダントツで教職員でしょう。最近、教職員になりたい人がどんどん減っています。生徒指導で疲れ果て、保護者には責め立てられ、大量の雑用と長時間労働、ストレス満載の職業なのです。

2番目に心の病気になりやすい職業は、コンピューター従事者、特にシステムエンジニアです。コンピューター従事者は、ほとんど誰とも会話することなく、最も心の病気になりやすい職業でしょう。そもそも「うつ病」になる原因の一つに、「誰とも話をすることなく、一人でいろいろなことを抱え込む」というのがあります。会話は人の心を活性化するための大切な行為なのです。

３番目は、介護職。困った方に手を差し伸べるという奉仕精神とは裏腹に、その労働環境は過酷で、多くの方が短期で離職します。特に老人介護の場合、認知症の介護を伴い、大変な精神的負担を強いられます。

営業職はストレスがありそうですが、どうでしょう？　実際、私も営業マンとして働いた時期がありましたが、ノルマを課せられ、相当のストレスがあります。普通の人は長続きしません。営業職をしているということは、ストレス耐性が高いか、仕事を通してメンタルが強くなったかだと考えられます。いずれにせよ、営業職の方はあまり心療内科を受診しません。

一方で、心の病気になりにくい職業ベスト３は、政治家・医者・経営者です。

政治家・医者・経営者などは、自分の理想を追求できる数少ない職業です。理不尽なことに対してはＮＯと言うことができ、自分を偽る必要はありません。ただし、最近は、大阪で逆恨みされた心療内科医（実際には内科医）が放火により殺害されたり、患者に刺されたり、医者もストレスは決して少なくはありません。また経営者も、会社の経営がうまくいっているときはいいのですが、常に金銭的なストレスに追い回されています。しかし、経営者はストレスの発散法を心得ています。そうでなくては、会社経営は務まりません。

しかし、こうしてみると、どの職業もストレスが大なり小なりあるようです。

〈問題17の答
心の病気になりやすい職業＝C、F、G
心の病気になりにくい職業＝B、E、I〉

眠っていた神経回路

職場あるいは家庭やプライベートでも、長期間にわたりストレスを受けた方は、落ち込みや不安などの精神症状以外に、動悸・息苦しさ・下痢・不眠などの自律神経症状や「小さな音に敏感になってイライラする」「些細なことに過敏に反応する」などの神経過敏を訴えることもあります。なぜ、このような症状が出てくるのでしょうか？

「パブロフの犬の実験」。なつかしいですねえ。犬は食べ物をみると、唾液腺から唾液が分泌されますが、犬にベルを聞かせて食べ物を与えることを繰り返すと、ベルの音を聞くという条件だけで唾液が分泌されるというものです。これは「眠っていて働いていない神経回路が、ある条件で目を覚まし、新たな情報を伝達するようになった」と考えられています。

人に長期間にわたり精神的ストレスを与え続けると、大脳と自律神経中枢をつなぐ神経のうち、「眠っている神経回路」が目を覚まし、小さなことでもすぐに自律神経に影響を与えるようになり、わずかな刺激で動悸・発汗・不眠・下痢症状などが出現するようになります。

長期の精神的ストレスは、神経を過敏にしたわけではなく、眠っていた新たな神経を呼び起こしてしまったのです。

体の痛みと心の痛み、どっちがつらい？

あなたが階段から足を滑らせて、足を骨折したとします。激痛で歩くこともできず、夜も眠れず食欲もなく、病院で手術をして入院することになりました。手術後、痛みはすっかりなくなり、後は骨がつくのを待つだけの入院生活が始まりました。

ところが、同じ病室のＡさんとの関係がうまくいきません。お見舞いに来てくれた子どもが騒いだため、Ａさんは気分を害し、それ以来、口をきいてくれず、こちらから話しかけても無視されます。毎日、同じ部屋にいるので、つらくて不眠や食欲不振になりました。

前者が機械的ストレスによる体の痛みで、後者が精神的ストレスによる心の痛みです。あなたは、どちらのストレスが苦痛だと思いますか？

人間は原始人であった頃、野獣に襲われたり、逃げるときに外傷を負ったり、病原菌に侵されたり、すべては人間以外のものからのストレスでした。ところが、文明社会で人間同士が一緒に暮らすようになり、同じ人間同士から新たなストレスを受けるようになりました。心療内科クリニックで最も多い訴えが、「人間関係によるストレス」

なのです。先ほどの心の病気になりやすい職業も、結局は、人間関係によるストレスが原因です。

体の痛みと心の痛みのどっちがつらいのか？という質問に対し、おそらく心の痛みのほうがつらいと答える方が多いと思いますが、体と心は強くつながって、お互いに作用し合っていて、体の痛みは心の痛みを生み出し、心の痛みが体の痛みを生み出します。私たちはこのことを肝に銘じて、身も心も強くしていかなければなりません。

問題18

手をつねると痛い。では、その痛みはどこで感じると思いますか？

交通事故で右足をなくした方がいるとしましょう。しかしその方は、存在しない右足に痛みを感じてしまうことがあるんです。これは「幻肢痛」と呼ばれています。

痛みの情報は神経を経由して、障害を受けた部位から脳に送られます。脳はその痛みの情報を受け取り、その痛みが著しく強い場合は、痛みの情報は記憶として脳に蓄積されます。だから障害を受けた部分がなくなっても、「痛みの記憶」は脳に残っているのです。痛みは脳で感じるのです。

一方で、痛みが新たな痛みを生み出すことがあります。痛みにより自律神経の一つである交感神経が緊張し、血管の収縮が起こります。収縮した血管では、酸素不足や栄養不足が生じ、血液の循環が悪くなるのです。この状態が続くと、痛みの元となる発痛物質が新たに生まれ、痛みを増幅させます。これが、「痛みの悪循環」です。何年間も続く慢性疼痛は、この痛みの悪循環が原因となっている場合が多いのです。

〔問題18の答＝脳。痛みの情報は、神経を経由して脳に送られる〕

心因性疼痛

かなり前になりますが、学会での講演会で聴いた、作家の夏樹静子さんの話です。

夏樹さんは、3年間、慢性腰痛で悩んだ時期がありました。有名な整形外科を数か所受診しましたが、原因不明。鍼灸、指圧など、ありとあらゆる治療をしても、いっこうに痛みはなくならず、あげくの果てに、「お祓い」までしたそうです。

　そしてある時、人の紹介で心療内科クリニックを受診。そこで医師から、「この腰痛は心因性、すなわちストレス性なので、今の執筆の仕事をやめて、６か月間何もしないように」という指示を受けました。

　診断された当初は、こんなに痛いのに何で心因性？と疑いながらも、それまで何をやってもダメだったのだから、これもありか！と、次の日からすべての仕事を断り、６か月間の休養をとったそうです。すると、どうでしょう、痛みはどんどん軽減していき、最後にはほとんど消えてしまったということです。

　このことは、夏樹さんの作品『椅子がこわい　私の腰痛放浪記』（文藝春秋、１９９７年）に詳しく書いてあるとのことです。

　実際、私たち心療内科医は、慢性疼痛に対し「抗うつ薬」を処方することがあり、その多くの人は疼痛が軽減します。心因性の疼痛は意外に多いのです。友人の整形外科医に聞くと、腰痛の60％以上は心因性だと言っていました。

✤ストレスに対して打たれ強くなるために……

ここまでは、ストレスがいかに心身に影響を与え、そして老化を加速させるかを書いてきました。人間関係がツタのように絡まった、この現代社会でストレスを回避するには、人の住んでいない島で自給自足の生活をするしかありません。どうしても、ストレスは避けることはできないのです。要は、ストレスを受けても動じない、あるいは、すぐにストレスを解消するようにすればいいわけです。

同じストレスを受けても、それほど苦痛ではない人と、心身ともにボロボロになる人に分かれるのはなぜでしょう？　ストレスにそれほど影響を受けない、すなわちストレス耐性の高い人は、いろいろな経験を重ねた結果、打たれ強くなったのでしょうか？

私自身の経験と心療内科医としての見識から考えると、ストレス耐性の高い低いは、物事の捉え方と、その後の行動の違いによるものではないでしょうか。

ここで問題です。

問題19

ここに半分の水が入ったコップがあります。これをポジティブ思考で説明してください。

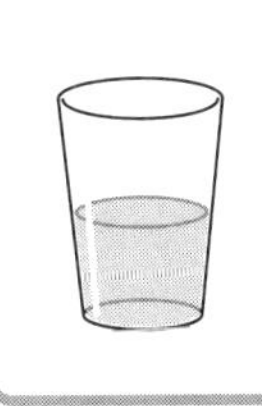

A　半分しか入ってない＝ネガティブ思考
B　半分も入っている＝ポジティブ思考

これは正解ではありません。

状況把握のほうが大切です。この半分の水の入った状況がもし、砂漠に張ったテントの中で、もうこの半分の水しか残っていないのなら、何と思うでしょうか？「半分しか入ってないから、大切に飲もう！」――これは、間違いなく100％ポジティブ思考です。「半分も入っている」と思うと、すぐに飲んでしまいそうで、ネガティブ思考になります。

〔問題19の答＝水が不足している状況では、「水が半分しか入ってないから、大切に飲もう」〕

私たち心療内科医は、患者さんに薬を処方するだけでなく、しっかりと話を聞き、適切なアドバイスもします。何か失敗をして落ち込んでいる患者さんに対し、まず、その人になったつもりで、つらい状況を冷静に分析します。混乱してまとまりのつかなかった頭の中を、整理してあげます。これを「認知療法」といいます。

次に、どうすればいいかのアドバイスをします。

しかし、「元気を出して！」とは絶対に言いません。元気が出ないから、心療内科を受診しているのですから……。一般に、周りの誰かが落ち込んでいたら「元気になれば、何でもできるよ！」と励ましますが、言われた方は「元気になれないから、落ち込んでいるのに」と思うでしょう。

私は、そんな元気がなくて落ち込んでいる人に対して、「何かをすれば、元気になりますよ！」とアドバイスします。「元気になれば、何でもできる」――これは、内から外へのベクトル、心が弱っている人には困難でしょう。一方、「何かをすれば、元気になる」――これは、外から内へのベクトルです。この何かは、ほんの些細なこと、たとえば軽く近くの景色のいいところまで歩いてみる、でもいいのです。少しずつ何かをすることで、元気を取り戻すわけです。これを「行動療法」といいます。

・「元気になれば、何でもできる」（内⇓外）
・「何かをすれば、元気が出る」（外⇓内）

「認知療法」と「行動療法」を合わせて、「認知行動療法」といいます。

ストレスを受け、落ち込みそうになったとき、まず、冷静に自分の置かれた状況を分析して、受け入れてください。次に、元気を出すために、すぐにでもできそうな、何らかの行動をしてみてください。

次の三つがお勧めです。

ストレス克服の行動1 愚痴をこぼせ！

嫌なことやつらいことがあると、不安やイライラで頭の中はかき回されます。そんなとき、人に話をすると、言葉として発するために、無意識に頭の中にあるゴチャゴチャしていたものを整理してしまうのです。ちょうど日記を書くと、落ち着いてくるのと同じ理由です。相手が聞いていようがいまいが、話すということは、自分自身の気持ちを落ち着かせるために、とても重要な作業なのです。

自分一人で解決しようとすると、悪いほうに悪いほうにとマイナス思考してしまい、負のスパイラルに陥ってしまって、身動きがとれなくなります。人に嫌なことを言われたときや仕事で失敗したときなど、ストレスを感じたら、自分で抱え込まず、まず信頼できる身近な人に愚痴をこぼしてください。ただし、話す相手を間違うと、もっとストレスを受ける状況になりかねないので、気をつけてください。

ストレス克服の行動２

夢中になれる趣味を持ち、頭の中を真っ白に！

脳は、24時間、常に活動しています。今、こうやって文章を書いているときも、脳の視床下部では自律神経を働かせ、呼吸や血圧などを調整しています。もちろん臭覚・聴覚・触覚も働いています。な～んにもせず、ボーっとしているときでさえ、私たちの脳はそれぞれの役割に応じて活動しているのです。こんなときにストレスを受けたら……、脳はたまりませんね。

さらに現代は、情報で溢れかえっています。ネット、雑誌、テレビなど、視覚や聴覚から入ってきた多くの情報が脳になだれ込み、脳はオーバーワーク気味になっているのです。これを「脳疲労」と呼びます。

では、脳疲労をなくすには、どうすればいいのでしょうか？　体が疲労しているときには、な～んにもせず、体を休めればいいのですが、脳の場合、そうはいきません。むしろボーッとしているときのほうが、雑念が湧いてきて、嫌なことや悔しかったことを思い出してしまいます。

禅寺に、ストレスで心が病みそうな人がやってきて、座禅を組んで心を無にしたい

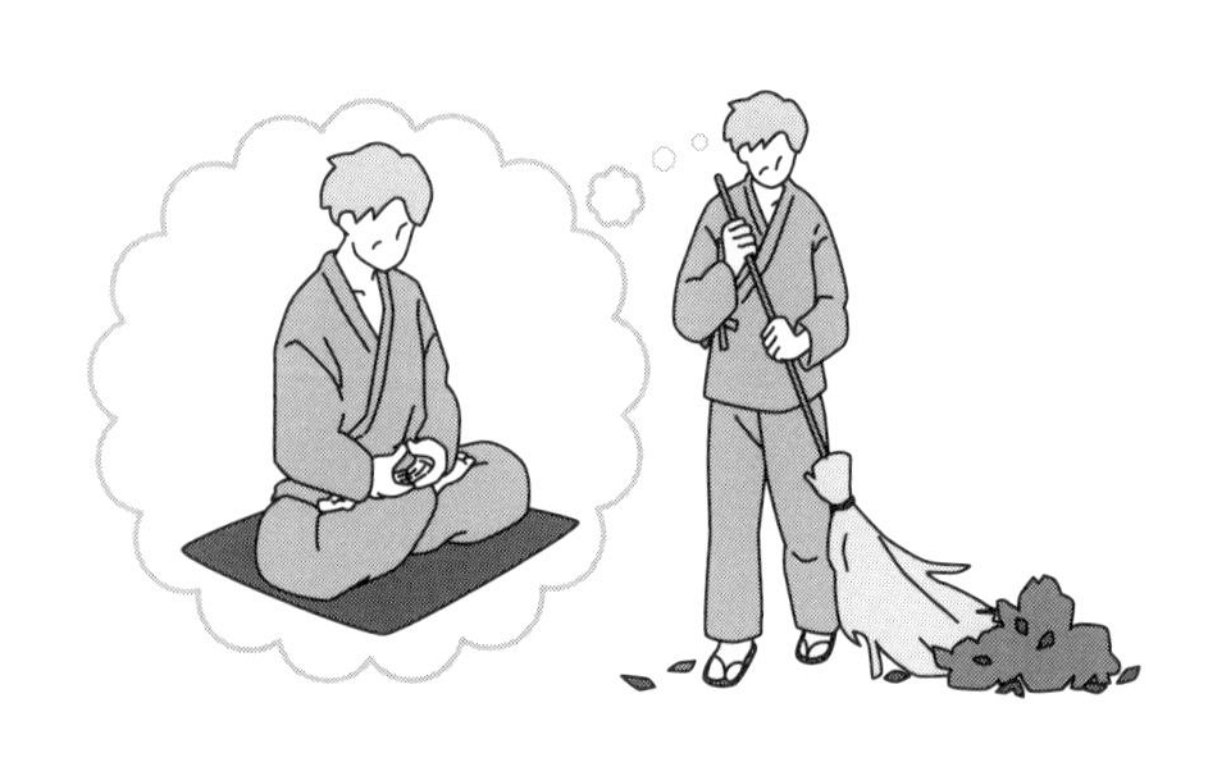

と願い出た場合、禅寺の和尚さんは、座禅を組ませず、お寺の周りの庭掃除をさせるそうです。頭の中にいろいろな悩みがある人が座禅を組んでも、心を無にするにはかなりの時間を要しますが、外に出て庭掃除をしていると、次々に落ちてくる枯葉をホウキで掃くことに夢中になり、そのうち雑念がなくなって、ちょうど座禅を組んでいるときと同じような、無心の状態になるのだそうです。

鹿児島に最福寺という護摩業で有名なお寺があり、多くの野球選手が護摩業をするために訪れます。最福寺の池口恵観住職とは20年以上前からの懇意で、私も護摩業を経験させていただきました。

燃え盛る炎の前で熱さに耐えながら真言（お経）を大声で唱えるというのは、苦行以外の何ものでもないのですが、その間、雑念を挟む余裕などはなく、終わった後は、頭の中は真っ白になっていました。顔は真っ赤に腫れていましたが……。

何かをさせないことは難しいのですが、何かをさせることは易しいのです。

コマはゆっくり回すとグラグラとして安定しませんが、高速で回すと、まるで静止しているがごとく、安定した状態になります。同じように、脳は何か一つのことに集中させることで、雑念が取り除かれ、安定状態となり、脳疲労が軽減するのです。

禅寺に行って庭掃除しなさいとか、護摩業しましょうと言っているのではありません。何も考える余裕がないくらい夢中になれる趣味があれば、その趣味に没頭しているときに頭の中は真っ白になり、ストレスはどんどん消えていくのです。

絵を書いているとき、音楽を演奏しているとき、人それぞれ好みは異なるでしょうが、好きな何かをしているとき、脳の疲労はとれ、脳は休まっているのです。医学的にはこのとき、セロトニンという癒し系の脳内ホルモンが分泌されています。まさしく、心身ともに癒してくれているのです。

もう一度、繰り返します。もう嫌なことは考えまい……ではなく、**夢中になれる好きなことをすることで、嫌なことを消せばいい**のです。

ストレス克服の行動3

運動をして運を動かす！

本書の「はじめに」に、「運動は運を動かす」と書きました。私は今まで、本当にうんざりするくらい嫌な目に遭ってきましたし、今現在も経営者として、何度となく嫌な目に遭っています。しかし、どんなにつらい状況でも、私を助けてくれたのは運動です。

筋トレで、嫌なことを思い出しては、「くっそ〜っ」と心の中でつぶやきながら、バーベルを上げます。10回を3セット、3セット目には筋肉のギシギシという痛みが、心の痛みを中和させてくれます。

あるいは、プールで泳ぎ続けることもあります。最初の2、3往復では、まだ頭の中を嫌なことが渦を巻いて暴れていますが、10往復もする頃には、泳ぐことに夢中になって考える余裕はなくなり、座禅をしているのと同じ「無」の状態になります。プールから出たときは、嫌なことがすべて水とともに洗い流されたかのような、スガスガしさを感じます。

具体的な運動方法については、「第4章」をお読みください。

性善説と性悪説

世の中のほとんどの人は良い人で、中には悪い人もいる――これが「性善説」。逆に、世の中のほとんどの人は悪い人で、中には良い人もいる――これが「性悪説」。多くの人は性善説で生きており、悪い人でも本当にその人自身が悪いのではなく、生い立ちが悪かったために悪い人になったり、やむを得ず悪いことをしているだけで、本来は良い人だと信じています。だからといって誰でも信じていいわけではなく、一定の距離感をキープして、心の中に入り込まれないようにして人と接しています。

ところが中には、この「性善説」を100％信じ切って、「みんな本当は良い人なんだ～」と、誰に対しても心を無防備に開けっぱなしにしている人がいます。悪い人たちは、このような人たちの純粋な心の中に土足で入り込んで、心をかき回します。結局、ストレスからメンタルはボロボロになり、心療内科に行く羽目になりかねません。

「先生、私はメンタルが弱くて……」と言う方の多くは、昔からメンタルが弱いのではなく、無防備からメンタルが傷つけられ、後天的に弱くなったのです。

では性悪説で生きたほうがいいのかというと、それはそれで、誰も信じられなくなり気が抜けません。周りに心を許せる友人がいないのは寂しいものです。信頼できる人とそうでない人を見極めて心の開け閉めをしなければ、メンタルはすぐに傷ついてしまいます。

メンタルの強い人たち

私の周りにはメンタルの強い人が多く、その人たちの多くは成功者です。彼らに「失敗したり挫折したりしたら、落ち込むでしょう?」と聞くと、それぞれ次のように答えました。

・成功者A氏　「何でも人に任せず自分でやる。自分でやれば、失敗しても自分が決めたのだからと納得できる。ほとんどのことは『どうにもならない』ではなく、『どうにかなる』ものだ」

・成功者B氏　「失敗しても嫌なこととして忘れるのではなく、失敗の原因を追求して、二度と同じ過ちを繰り返さないようにする」

・成功者C氏　「以前、本当に立ち直れないくらい嫌な目に遭った。イライラして仕事が手につかないので、ランニングウエアに着替えて、汗がボタボタ落ちるくらい走ったら、スッキリして、また元気が出てきた」

「メンタルが強い人」＝「打たれ強い人」は、鋼（はがね）のような心を持っているわけではなく、経験から次の三つのことを実践しているのです。

①なんでも「なんとかなる」という、**プラス思考**を持つ。
②**失敗を分析**して多くを学び、過ちを繰り返さない。
③ストレスを受けたら、**運動**などで早めに発散する。

彼らに共通する特徴は、ある程度、本能のままに生きているという点です。人の評価など気にせず、また、自分のために我慢することはあっても、人のために我慢はしません。やりたいことをやり、やりたくないことはしない。いわゆる「欲」を、エネルギーの源としています。もちろん「欲」というのは、食欲・睡眠欲・性欲・物欲など、人が生きていくうえで大切な感情で、欲がなければ人は頑張ろうとしないし、多くの成功者は、自らの欲望を満たすために仕事をしてきたはずで、本能があるから欲があり、それがエネルギーを生み出すのは確かです。

最近の若い人は、安定を求める傾向があり、自らの欲望を満たすよりも、周りの人との協調を重視しているようです。これは本能を理性で抑えているのか、はたまた周りの人との関係が悪くなることへの不安（本能による）からなのかわかりませんが……。ともあれ、メンタルの強い成功者は、理性という鎧をまといながらも、本体はほぼ本能なのです。

人間の脳は大きく、脳幹・小脳・大脳の三つに分けられます。脳幹は呼吸や心臓など生命活動に必要な働きを、小脳は運動調整機能を担っています。大脳は、欲望・恐怖・怒りなどの本能を支配する大脳辺縁系（原始脳）と、人間に特徴的で人間らしさを表す、大脳新皮質（新脳）から成り立っています。

特に大脳新皮質の前頭葉にある「前頭前野」は、理性の脳といわれ、感情のコントロールや行動の抑制など、高度な精神活動を行います。ゲームやスマホを使っているときには、この前頭前野は活動を停止するため、小さい頃からゲームばかりやっていると、感情をコントロールできなくなる可能性があります。ちなみに、前頭葉の占める割合は、人間30％、犬7％、猫3％で、我々人間はほかの動物と違い、いかに理性的な生き物であるかがわかります。

しかし、最近はこの理性ばかりがもてはやされ、本能は悪だと言わんばかりに、コンプライアンスがどうだこうだと、本当に面倒くさい社会になってきています。

人生は一度しかないのに、ほかの人の気持ちばかり重視して、自分の気持ちを理性で抑え、やりたいこともやれない、言いたいことも言えない社会でいいのかと思っているのは、私だけでしょうか？　少なくとも30代でバブル時代を謳歌した私にとって、今の日本は居心地がいいとは思えません。30年前のほうが景気はよかったたし、普通の人の給料も今よりよかった。なにより、とにかく楽しく、人生をエンジョイしていました……。

少し感情的になってしまいました。理性で抑えて、話を戻します。

現代人に最も近い人類、ホモ・サピエンスが地球上に現れたのは約20～30万年前ですが、とても現代人と呼ぶには程遠く、ほぼ本能のままに生きていました。人間として理性を持ち始めたのは、たとえば日本では、約1万年前の縄文人でしょう。時は流れ、第2次世界大戦が終わり、やっと平和になったのは、わずか80年前です。

この「時」の経過を1日24時間にたとえてみると、23時間は本能のまま生き、1時間前から理性で本能をコントロールし始め、1分前にやっと戦いが終わったばかり、ということになります。いくら前頭葉の割合が多いとはいえ、理性で本能をコントロールできるようになったのは、ついこの前。まだまだ、人をだましたり、おとしいれたり、人が困るのを見て喜んだり、人に迷惑をかけて本能のまま生きるのは悪いことだとわかっていても、制御できない人は山ほどいます。

警察を呼んでも、すぐに助けに来てくれるわけではなく、最悪の場合、命を落としかねません。だから、自分の身は自分で守らなければならないのです。最近、私は、玄関の傘立てにバットを置いています……、もし襲われたら、戦うために（笑）。

人間は、哺乳類に分類された動物なのですが、理性で社会秩序を保ち、現代社会でお互いを傷つけないように生活しています。しかし、その円滑な人間関係を保つために、自分の感情を抑え、ストレスを受けながらも懸命に生きています。特に日本人は「個」よりも「和」を優先して、自己主張することを避けています。

もう、相手を傷つけることを恐れて、相手以上に自分自身が傷つくことをやめませんか？ 理性でコントロールしながらも、ある程度本能のまま生きれば、メンタルはだんだんと強くなり、ストレスを克服することもできるようになるはずです。

第6章

中高年に贈る、心療内科医&美容内科医からのアドバイス

私は現在、心療内科医&美容内科医として診察をしていますが、患者さんの中には、クリニックでの治療ではなく、日常生活の改善や考え方を変えるだけで、心身ともに若返る方がたくさんいます。この章では、今まで私が診察室で患者さんにアドバイスした中で、特にアンチエイジングに役立つものをまとめました。

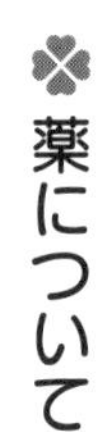

薬について

薬の長期間服用は、老化を促進する
どうしても服用しなければならない薬以外は、必要最小限に！

世界で日本くらい、薬を大量に処方される国はありません。直接あなたの体に入っていく薬について、きちんとした知識を持っていますか？　糖尿病の薬や高血圧の薬などは必要でしょうが、それ以外の薬を医者が出したからという理由だけで、漫然と服用していませんか？

医者は、「この薬、もういいかも。でも、やめてまた症状が出てきたら困るから、飲み続けてもらおうか！」などと思って、処方を続けることが多いのです。「先生、この薬もうやめてもいいですか？　もし症状が出たら、また飲みますから！」と、処方してくれた先生にはっきり伝えてください。それが嫌なら、セカンドオピニオンとして、ほかのクリニックや病院を受診して相談してください。

セカンドオピニオンを、主治医の先生に言い出しにくいと遠慮してはいけません。医師はセカンドオピニオンのために患者さんの医療情報を他院の医師に送るのですが、「診療情報提供書」というのを書くだけで、国からその費用をもらえるのです。

我々医師が患者さんに薬を処方すると、少数ですが、ネットで処方薬を調べて、「先生、この薬は副作用が強いってネットに書いてありますけど、大丈夫ですか？」と質問してくる患者さんがいます。ネットにある薬の効能や副作用は、製薬会社がつくったもので間違ってはいませんが、医師はその効能通りには薬を処方しないことがよくあります。

たとえば、「過敏性腸炎症候群」という病気、これは腸の病気というよりは心の病気で、緊張すると腸の働きが不安定になり（腸は第2の脳といわれるくらい、神経細胞がたくさんあります）、下痢気味になります。そんなとき私は、腸の薬ではなく、古いタイプの抗うつ薬をほんの少し処方することがあります。薬の「抑うつ感を抑える」という効能ではなく、「便秘」という副作用を期待して薬の処方をするのですが、この副作用により、程よく下痢が治まるのです。

薬の効果には個人差があり、同じ病気でも、ある患者さんにはよく効いても、ほかの患者さんには効かないということもよくあります。医師は、患者さんの病歴や現在服用している他剤との関連を考え、試行錯誤しながら、患者さんにとって最適な薬を選んで処方しているのです。

私たち医者の努力を考慮することなく、薬のまれにある副作用や、効かなかったことなど、悪い情報を誇張して書いてあるのを、ネットでよく目にします。「この薬、服用しても効かなかった」、あるいは「薬の副作用が出た」など、マイナスのことしか書いてありません。不平不満をネットで発散しているのでしょうが、「この薬はとても良かった。症状が改善した。先生ありがとう」なんて口コミは、ほとんどお目にかかれません。口コミにはわざわざ書く必要などなく、次回の診察で直接、「先生、ありがとう」と言えばいいのですから……。

しかし、患者さんが持参してきた薬手帳を見ると、医師が処方した薬でも、明らかに「この薬の量はちょっと出し過ぎだろう」とか、「この薬は不必要なのでは?」と、疑問を抱くことはよくあります。ある薬を処方する際、その薬の副作用を抑えるために別の薬を処方……と、どんどん薬は増えていきます。受診する科が違えば、薬の量はさらに増えます。

たとえば痛み止めの薬を処方するとき、その副作用である胃の症状を抑えるために、胃薬を処方することがあります。しかし、ほかの科で別の薬を処方した際も、胃の症状を抑える薬が処方されると、結果、薬の名は違っても、同じ効果のある薬が重複して出されることになるのです。医師はそれぞれ自分好みの薬があるために起こってしまう現象です。

心療内科を受診する患者さんに出される薬は、一般に量が多い傾向にあり、症状を改善するための薬が、逆にほかの症状をつくり出していることもよくあります。

私の経験では、ある初診の患者さんが持ってこられた薬手帳に、１日に30錠以上の処方が記載してありました。もちろん一人の医師からの処方ではなく、複数の医師の処方が重複したものでした。

それにしても、毎日30錠以上の薬を服用して、なんの疑問も抱かなかったとは……。その患者さんは医者に対して、相当強い信頼感を持っていたのでしょう。私が不必要な薬を整理するとよくない薬もあるので、慎重に減らしていきましたが）、逆にだんだん体調は良くなっていきました。人には自己治癒力というのが備わっており、よほどのことがない限り、1日30錠以上の薬が必要なことはないはずなのです。

自分でネットを調べながら、薬をチェックするというのは困難だと思いますので、皆さんが現在、服用している薬が本当に必要なのか、信頼できる医師に薬手帳を持っていき、チェックを依頼してみてはいかがですか？

〈参考〉意外に知らない薬の服用方法

薬の服用方法は、とても大切です。食前・食後・食間を、きちんと理解していますか？「食前」は、食事の30分前までに服用ということで、食事の直前ではありません。空腹時、胃の中には胃酸がたまり、酸性になっているので、その状態で服用すると効果があり、直前だと食べ物が胃に入り中性になってしまい、また、食べ物と混ざって効果が弱まります。

たとえば、漢方薬や糖尿病の薬が該当します。漢方薬は、いろいろな生薬を混ぜて適量で絶妙な効果を発揮するようつくられた、いわば「濃厚スープ」なのです。これが食べ物と混ざれば、厳選された生薬の配合による絶妙な効果は損なわれます。食前30分前でもいいのですが、むしろ空腹時に服用するほうがいいかもしれません。私は疲れたときは「補中益気湯（ほちゅうえっきとう）」という漢方薬を、午前10時頃と午後3時頃に服用していますが、2、3日服用するだけで、疲れはなくなってきます。

「食後」は、食事が終わって30分以内に服用ということで、胃に刺激を与えるような強い薬の場合は、胃に食べ物が入っている状態のときに飲まなければ、薬で胃が荒れてしまいます。

「食間」は、食事をして2時間以上経過し、胃の中に内容物がない状態で服用ということです。食事中だと勘違いしている人は多くいます。

症状がなくなったからといって、自己判断で勝手に薬をやめるのは危険です。海深く潜った後、潜水病にならないために、少しずつ浮き上がらなければならないのと同様、薬も少しずつ減らさなければなりません。特に睡眠薬や睡眠導入剤など、依存性が強い薬はなおさらです。

薬はなるべく、水か白湯（さゆ）で服用すべきです。お茶でもかまいませんが、薬の中にはカフェインを多く含んでいるものもあり、濃い緑茶は避けたほうがいいでしょう。また、牛乳はカルシウムが含まれているので、薬によっては副作用が出てきます。アルコールは睡眠薬などの効果が強く出過ぎ、ジュースもいろいろな成分が含まれているのでダメ、特にグレープフルーツジュースは、薬の代謝を阻害するので避けてください。

ドラッグストア（薬局）で売っている薬と医師から処方された薬

風邪をひいて、ドラッグストアで薬を買って服用してもなかなか治らず、結局、内科医院を受診して、薬を処方してもらうと数日で治った、という経験はないですか？医者に処方してもらった薬は、市販の薬よりはるかによく効くのに、どうしてドラッグストアには置いてないいんでしょうか？

よく効く薬がいい薬とは限りません。いくらよく効いても、副作用が強ければ、今度は副作用の症状に悩まされるかもしれません。市販薬は効き目よりも安全性を優先させているのに対し、医師が処方する薬は、効果があるかどうかを第一に考えます。理由は明白で、市販薬は、もちろん薬剤師さんの指導もありますが、最終的には、自分自身で判断して購入します。

　服用方法だって、かなりいい加減で（本当はよくないのですが）、服用しても効かない場合は用量を越えて飲んだり、勝手に自己判断でやめてしまったりすることもあります。逆に言うと、少々荒っぽく服薬しても、強い副作用が現れないようにつくってあるのが市販薬だと思ってください。

　一方、医師が薬を処方する場合は、現在、服用中のほかの薬との飲み合わせや、高血圧、糖尿病など、現在、罹患している病気についても詳しく問診して、慎重に薬を処方します。さらに、副作用については必ず説明すると同時に、服用回数や用量についても、しつこく注意します。内服薬には、服用後すぐ効果が現れるもの、何日か服用を続けて体にためないと効果が現れないものなど、いろいろな種類があり、用量・用法を間違うと、本来の効き目はなくなってしまうからです。

　医師は、患者さんからいろいろな症状を聞いて、一体なんの病気なのか、疾患名を考えます。これが医師の最も大切な仕事で、たとえば「めまい」の症状があるならば、脳梗塞など脳の病気なのか、メニエルなど耳鼻咽喉科の病気なのか、起立性的血圧症など循環器系の病気なのか、はたまたパニック障害など心療内科系の病気なのか、いろいろな可能性を考え、知識と経験から、診断名を決定します。これを「鑑別診断」といいます。

診断が確定すれば、症状の一つひとつに対し、一つの薬しか出しません。たとえば、風邪なら解熱剤・咳やのどの痛みを抑える薬というように、それぞれの症状に対して薬を処方します。また実際、病名がなければ保険が通らないため薬は出せないので、病名にはかなり気を使います。

ところが、市販薬の説明を読んでもらえばわかりますが、たとえば風邪薬なら「熱・咳・のどの痛み・鼻水などの風邪の諸症状に有効」など、さまざまな症状に一つの薬で対応するようつくられています。判断はすべて患者さん自身に委ねられるので、強い薬は出せないのです。

サプリメントは必要？

私が処方した薬以外に、毎日10種類以上のサプリメントを飲んでいるという患者さんがいました。サプリメントは錠剤やカプセル状になっているので、医薬品と混同しがちですが、医薬品ではなく健康食品です。

この健康食品には、なんら法律上の定義がなく、規制がゆるいので、ほとんど効果のないものから医薬品の成分を含んでいるものまで、さまざまです。したがって、サプリメントを毎日大量に摂取しても、全く効果のないこともあれば、ほんの少量でも医薬品と一緒に服用すると、重大な副作用が出てくることもあり、医師から処方された薬を服用している方は、必ず医師や薬剤師に相談すべきです。

厚生労働省は最近、健康被害をもたらすサプリメントの注意喚起をしており、またアメリカのフィラデルフィア小児病院では、安全性や効果を証明できないことを理由に、院内の薬局でのサプリメントや健康食品の販売を禁止したこともありました。テレビCMなどで、「こんな症状でお悩みの方には、このサプリメントが……」などと、何度も繰り返し言われると、ついつい手を出してしまいがちですが、ふつうの食品よりも健康に効果があるかどうかの科学的根拠は、必ずしも十分ではありません。要は、1日3回バランスよく食事をとっていれば、サプリメントなど必要はないのです。

とはいうものの、ドラッグストアやコンビニに行くと、やたらビタミンCのサプリメントやジュースが目に留まります。確かに、ビタミンCは人間の体にとって大切なのですが、「第4章」で述べたように、人間は体内でビタミンCを合成できないため、野菜や果物から摂取しなければなりません。16～18世紀頃の大航海時代、船長や上級航海士には何も症状は出ないのに、多くの船員の歯肉が化膿して、皮膚に潰瘍（かいよう）が起こり、脳の神経細胞も破壊され、死に至りました。これは、保存食だけ食べていた船員にビタミンC不足が生じたことから起こる「壊血病（かいけつびょう）」で、２００万人もの船員が命を落としたそうです。

ビタミンCは、老化を促進する有害な活性酸素を取り除いてくれますが、水溶性で、すぐに体外に排出されてしまいます。若い方はサプリメントなど少量のビタミンCで十分ですが、年齢を重ねると、たくさんの有害な活性酸素が体中にたまるため、十分なビタミンCがなければ、これらを取り除くことはできず、サプリメントだけでは難しいでしょう。私は最低でも月に1回は、高濃度ビタミンC点滴で体にビタミンCを入れ、体のサビ取りをしています。

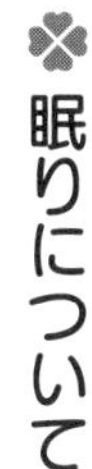

眠りについて

睡眠薬、睡眠導入剤の減らし方

この項は、あなたが現在、睡眠薬あるいは睡眠導入剤を服用していないなら、読み飛ばしてください。

心療内科に来院する患者さんの半数以上は、不眠を訴えます。多くの方が睡眠薬を服用し、依存性がついていて、薬の量はどんどん増えていきます。長期にわたり睡眠薬を服用している方は、60歳を過ぎてからの老化がかなり進んでおり、全く活気が消えてしまいます。

実際、睡眠薬を長期に服用している方が認知症になる率は高いというデータもあります。睡眠薬は飲まないのに越したことはないのです。

だからこそ、なんとか薬を断つよう患者さんのお手伝いをしますが、なかなかうまくいきません。内科の医師は、睡眠導入剤はそれほど強くないから大丈夫と言いますが、睡眠導入剤のほうが睡眠薬よりも依存性は強いのです。睡眠導入剤を服用している後輩の内科医が、「先生、睡眠導入剤、服用し始めると、なかなかやめられないですねえ」と嘆いていました。

睡眠薬あるいは睡眠導入剤を、少なくとも1か月以上（いや1週間でも）服用していると、もう薬なしでは眠ることができなくなります。やめようと、いきなり薬を1錠減らしたり半分にしたりしても、うまくはいかないでしょう。

以前、毎日5錠の睡眠薬を3年以上服用している患者さんが来院しました。毎朝、同じ時間に起床して、外を歩いてもらうということをしながら、睡眠薬をカッターで少しずつ削りながら減らしていき、6か月でついに1錠でも眠れるようになりました。

「運動量を増やしながら、薬を減らしていく」、これが基本になります。「第4章」で説明したように、眠りには朝の光が大切なので、毎朝、同じ時間に起床して朝日を浴びながらウオーキングし、少しずつ歩く距離を増やしながら、少しずつ削るように薬を減らしていかなければなりません。一度、薬なしで眠れるようになってみれば、二度と睡眠薬や睡眠導入剤は服用するまいと思うはずです。

ただ最近、睡眠導入剤で依存性のかなり少ないものが開発されましたので、どうしても眠れない場合は、かかりつけ医に確認してみてください。

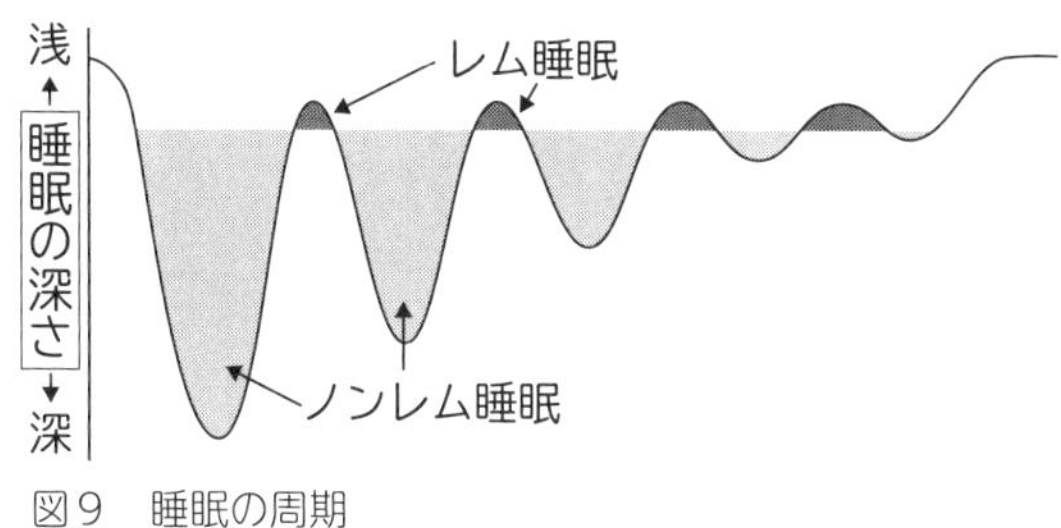

図９　睡眠の周期

問題20

「居眠り」や「うたた寝」をした後、とてもスッキリしているのはなぜ？

うたた寝と居眠りのススメ

「第４章」で説明したように、睡眠には、①傷ついた細胞を修復、②免疫細胞を増加させる、③脂肪の分解を促進、④コラーゲン生成を促進、というアンチエイジングには欠かせない効果があるのですが、仕事が忙しく、十分な睡眠時間を確保できない、あるいは就寝前にお酒を飲んでしまい、夜中に何度も目が覚めて熟睡できない、などと嘆いている方に……。「図９」をご覧ください。

人は約90分の周期で、レム睡眠とノンレム睡眠を繰り返します。レム（REM）睡眠とは、Rapid Eye Movement、「急速に眼球が動く」という意味で、体は休んでいますが大脳は活発に働いており、このときに夢を見ます。レム睡眠は明け方に多くなるので、朝方に夢を多く見ます。ノンレム（Non Rapid Eye Movement）睡眠では、体も大脳も休んでいます。

「図9」のように、最初の90分間のノンレム睡眠はとても深く、睡眠のゴールデンタイムと呼ばれています。寝入りばなに起こされると、不機嫌になるのはそのためです。

退屈な会議中に「居眠り」、電車に揺られて「居眠り」、昼食後にソファの上で「うたた寝」（座ったまま眠るのが「居眠り」、横になって眠るのが「うたた寝」）、なんと気持ちのよい眠りでしょう。実は、この「居眠り」と「うたた寝」は、ノンレム睡眠から入るため、少ない時間でも眠りが深く、最高の眠りといわれています。10分間の「居眠り」「うたた寝」は、夜の1時間の睡眠に匹敵するかもしれません。

不眠の患者さんには、昼食後の昼寝＝「うたた寝」を勧めています。ただし、30分程度がベストで、それ以上眠ると、夜間の睡眠に影響を及ぼす可能性があります。

ぜひ積極的に、「うたた寝」あるいは「居眠り」を実践してください。周りの人のヒンシュクをかわない程度に……。

〔問題20の答＝「居眠り」と「うたた寝」は、ノンレム睡眠から入るため〕

問題21

寝る直前にトイレにも行き、水分もあまりとっていないのに、夜間頻尿がある人の原因として考えられるのは、次のどれ？

A　膀胱の弾力が低下している
B　膀胱以外の部分に、水分がたまっている
C　運動不足で、下半身の筋肉量が低下している

❖夜間頻尿を減らす方法

夜寝る前に排尿して、膀胱は空っぽになっているはずなのに、夜中に何度もトイレ

に行ってしまう……、こんな訴えをよく聞きます。

　年をとると、だんだんと膀胱の弾力が低下して、すぐに尿意を感じるようになります。これは仕方のないことなのですが、それ以外にも夜間頻尿の原因があります。

　体に入った水分は胃や大腸でも吸収されますが、主に小腸から吸収されます。その後、体中の細胞内や細胞外に移動し、血管→腎臓→膀胱→そして最後に尿として外に出ます。

　それでも人間にとって水分はとても重要で、体重の半分以上は水分なのです。体の水分量は、赤ちゃん70％、成人55～60％、高齢者50％と、体重の半分以上、体重50kgなら、28～30kgは水分なのです。では、水分は体のどこにあるのでしょうか？

　この質問をすると、ほとんどの人が「血液」と答えますが、血管内にはわずかに5％程度しかありません。水分の約3分の2は各臓器の細胞内に、残りの3分の1は、血管と臓器細胞の間の「間質」という部分に、「間質液」として存在しています。

　水分は老廃物と一緒に血管から腎臓へ、腎臓で老廃物を取り除かれた後、余分な水分は膀胱へと送られます。ではなぜ、就寝直前に空っぽにした膀胱に再び尿がたまるのでしょうか？

その疑問に答える前に……。

人には動脈と静脈の2種類の血管があるのは、誰でも知っていますね。心臓はポンプの役割をしており、心臓から押し出された血液は動脈で全身に送られます。次に、全身に送られた血液は静脈で元に戻るのですが、静脈内には逆流しないように弁があります。さて、体の末端まで送られた血液は、静脈を通り、どうやって心臓まで戻っているのでしょうか？

私たちは体を動かすとき、筋肉が働きます。体を動かすのと同時に、筋肉がポンプの役割をして、血液が心臓まで戻っているのです。とりわけ、下半身の血液は、重力に逆らって心臓まで戻るため大変です。筋肉の少ない人や普段あまり歩かない人は、静脈内の血液の戻りが悪いため、下肢の冷えなどの症状が現れやすくなってきます。

「問題21」の解説の前に、次の問題を考えてみてください。

問題22

なぜ人は、病気になると仰向けに寝るのでしょうか？宇宙船の中、無重力状態で病気になったら、どのように寝るのでしょう？

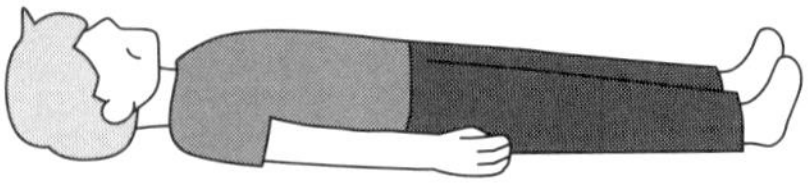

図10　仰向けの姿勢は、血液循環が容易

立っていると、重力に逆らって血液を心臓に送らなければなりませんが、仰向けになるとどうでしょう。けっこう楽に血液が流れますね。

人が病気になると仰向けに寝るのは、血液循環が容易になるからです。さらに、腎臓は背中の比較的後ろのほうに位置しているので、仰向けになっていると腎臓に血液が集まりやすく、老廃物をろ過するにも好都合です（図10）。

無重力状態では重力が働かないので、どんな状態でいようと、病気になったら安静にするだけで、体の位置は無関係です。

では、夜間頻尿の話に戻りましょう。

日中は立位が多いので、上半身の間質にたまった水分は血液とともに腎臓へ、そして余計な水分は膀胱へと移動します。もちろん、下半身の間質にたまった水分も同じ経路をたどるのですが、普段あまり歩かない人や下半身の筋肉量が少ない人は、前述のように、筋肉による静脈内の環流がうまくいかず、水分も停留したままになっています。この状態で仰向けになって寝ると、重力に逆らう必要もなくなり、血液の循環が良くなって、一気に腎臓に水分が流れ込んできます。すると、就寝前に空っぽにした膀胱には新たな水分が流れ込み、夜間頻尿になってしまうのです。

〔問題21の答＝夜間頻尿の原因は、A、B、Cのすべて〕
〔問題22の答＝仰向けになると、心臓からの血液循環がよくなるから。
無重力状態では、体の位置は関係なく安静にして寝る〕

では、どうすれば夜間頻尿はなくなるのでしょうか？

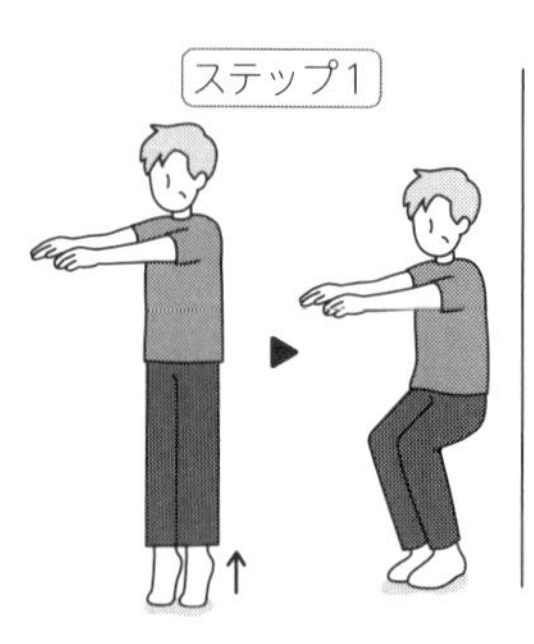

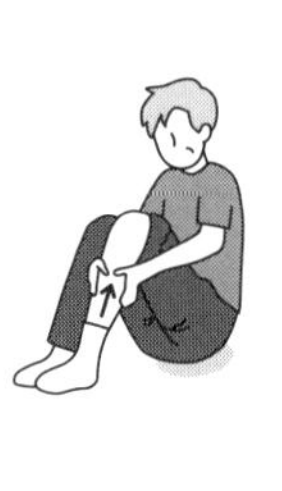

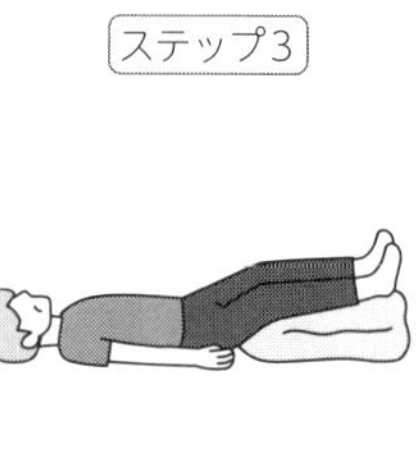

図 11　夜間頻尿を改善する三つのステップ

以下の三つのステップを、就寝2時間前に、毎日行ってください（図11）。

ステップ1

5分程度、軽くかかとを上げ、スクワット運動をして、ももの筋肉とふくらはぎの筋肉を刺激。

ステップ2

5分間程度、ふくらはぎのマッサージ（上に押し上げるようなマッサージ）。

ステップ3

最後に10分程度、仰向けに寝て足の下に枕などを置き、足を少し上の位置にして、テレビなどを見ながら、リラックスして過ごしてください。

以上の三つのステップを続ければ、ほとんどの人が夜間頻尿（病的なものを除く）を克服できます。実際、私のクリニックの患者さんや知人にやってもらったところ、90％以上の人の夜間頻尿が減りました。

問題
23

1日に体の外に排出される水分量は、約2・3～2・5L。そのうち、呼吸や皮膚からの蒸発はどのくらい？

A　0・2L　　B　0・5L　　C　1L

✤人の体重の半分以上は水！

人の体重の半分以上は水だということを、あらためて認識してください。個人差はあるものの、一般に、人は水と睡眠さえとっていれば2、3週間生きられますが、水がなければ4、5日で死んでしまうとされています。

暑いところに長時間いると、発汗で水分がどんどん失われます。水分補給がなければ、熱中症になって、命に関わることになりかねません。

私事ですが、2022年の9月に、フランスに住んでいる友人と東欧を旅行しました。歴史を感じさせる中世の街並みなど、日本とは全く違う世界で2日間過ごした後、友人とは途中で別れ、温泉がある小さな町の避暑地に、一人で向かうことにしました。

ここで列車に乗って行けば、なんの問題もなかったのですが、つい思い立った「タクシーで行こう」という安易な決断が、地獄の旅の始まりでした。なんと、乗ったタクシーは、エアコンも付いていない古い車で、高原だから涼しいと思っていたら、とんでもなく暑く、途中コンビニや自販機などあるはずもなく、なんと2時間以上も水分補給なしで、炎天下の車中で過ごしました。

ホテルに着いたとき、「やばい！　このままでは、熱中症になってしまうかも」と、冷蔵庫にある水のボトルをゴクゴクと飲み……。実は、ここまでのことしか記憶がありません。気がつくと、小さな町の救急病院のベッドの上にいたのです。

看護師に聞くと、ホテルの部屋で気を失っていたのをスタッフが発見して、救急搬送されたというのです。ひどい回転性のめまい、ろれつが回らず、左足のかかとに直径10㎝の血腫と疼痛。これらに加えて、胸痛と咳。そして周りはカーテンで仕切られているものの、大勢の病人。これは夢なのか？　この異国の地で、自分の身にいったい何が起こったというのか……。

後からわかったのですが、ホテルの部屋で水を飲みながら脱水症で意識を失い、誤嚥性肺炎を起こし、さらに倒れた際に左足を何かに挟み、そのまま3時間くらい意識がなく、かかとが壊死していました。

数日後、血だらけの足と息苦しさに耐えながら、なんとか日本に帰ってきましたが、すぐに入院治療。担当医（同期の医師）曰く、「よく死なずに帰ってこられたねえ。危なかったよ」とのこと。

熱中症なんかなるはずがないと思っていただけに、身をもってその怖さを体験しました。

話が脱線しましたが、人にとって体内の水分保持はとても重要なのですが、普通に生活していても呼吸や皮膚から常に1Lもの水分が排出されているのです。

〔問題23の答＝C〕

しかし嘔吐や下痢をした場合は、内臓からも大量の水分が奪われ、体内の水分量のバランスが崩れて、脱水状態になるので要注意です。

体内の水分の主な役割は、次の三つです。

①体温調整
②体内のイオンバランスの調整
③栄養素や代謝物の運搬

1日に必要な水分量は、2L前後です（個人差あり）。しかし、何L飲んだかチェックしなくても、体が自動でコントロールしてくれています。体の水分が足りなくなると、脳の神経が反応して、「のどの渇き」という感覚で「水分が足りないよ！」と警告します。それでも水分が確保できなければ、腎臓で尿を凝縮して、水分排出を制御してくれます。

水分不足の状態が続くと、熱中症・脳梗塞・心筋梗塞などの要因になるので、気をつけなければなりません。

一方で、水分をいくらとっても飲みたくなる場合は、糖尿病などの病気が隠れているので、心当たりがある方は、血糖値の検査をしたほうがいいでしょう。

適量の水分を毎日とることで、血液がサラサラになり、脳梗塞や心筋梗塞を予防でき、体の中から肌の潤いが保たれ、便秘やむくみを予防できるなど、いいことだらけです。

「起床時、すぐに1杯の水を飲む」――これだけで、睡眠中に汗として失われた水分が補給されます。早速、明日から実行してください。

更年期障害

「図12」のように、女性ホルモンは10代で急激に増加し、50代で急激に減少します。

人の体には、外的な環境の変化や内部の変化に関わらず、生理機能など体の状態を一定に保とうとする働き=「ホメオスタシス」(生体恒常性)があり、急激な変化があると、体調だけでなく、精神的にも不安定になってきます。

女性の場合、まず10代で女性ホルモンの増加により、子どもから大人の女性へと変化します。私は塾も経営しているので、小学生担当の塾の講師から「小学生の中学受

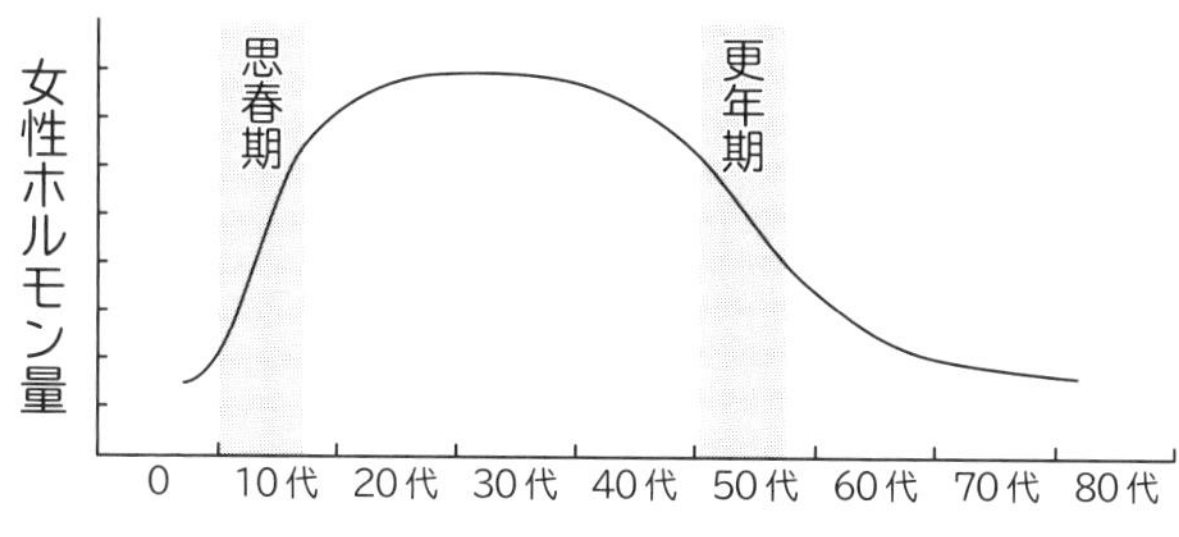

図 12　女性ホルモンの分泌量

験では、男子よりも女子のほうが指導が難しい。女子は小学6年生になると、少しずつ女性に変化して、母親に対して親ではなく同じ女性として接し、母親の言うことを聞かなくなることが多い」という話を聞きました。

中学生の頃になると、「お父さんの下着と一緒に洗濯しないで！」と言い始めます。これはお父さんを嫌っているのではなく、お父さんを男性として意識し始めたという兆候なので、むしろ喜ぶべきことなのです。

次に50代になると、女性ホルモンの減少が始まります。女性ホルモンの役割は肌の潤いから自律神経の調節など多岐に及び、更年期障害では、ほてりや発汗・のぼせなどのホットフラッシュ・肩こり・不眠以外に、憂うつ感・易疲労感などの精神症状も出現してきます。更年期障害によるうつ病も少なくありません。

40代後半から更年期障害の症状が出現する場合もあり

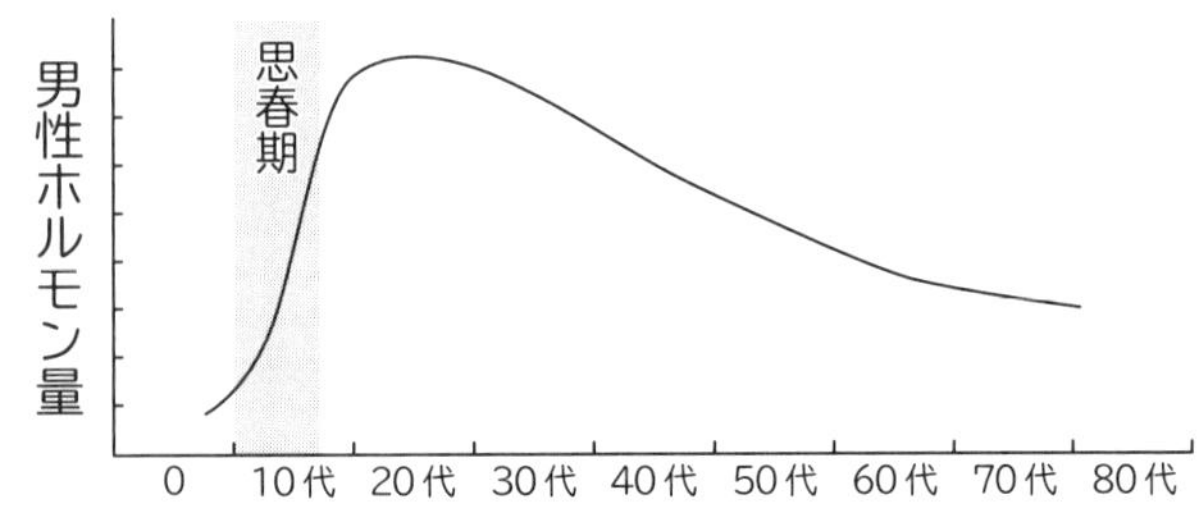

図13　男性ホルモンの分泌量

ます。突然、暑くもないのにボタッと汗が出てきます。イライラするなど情緒不安定になり、更年期症状とは気づかずに、心療内科を受診する方も多いのです。

婦人科ではホルモン補充療法、心療内科では漢方薬を処方します。もちろん軽い運動や生活改善も大切です。精神症状に振り回されて人間関係や生活リズムを乱すことなく、「これは女性ホルモンの減少による症状だ。必ず、いつかは落ち着くはずだ」という自覚が大切です。

一方、男性の場合は様子がかなり異なります（図13）。10代の男性ホルモンの増加率は女子よりも急激で、体の変化に心の変化がついていけず、中学2年生の頃から「自分は何のために生まれてきたのだろう」と考え始め、親を遠ざけます。いわゆる思春期のスタートですが、最近は思春期で親に反抗する子どもは減ってきているようです。

さて、男性の更年期は50代頃から、それとは気づかない程度にジワジワとやってきます。50代の男性が、「疲れやすい」「なんとなく体がだるい」「何をやるにも元気が出ない」「最近、性欲がなくなった」など、病気ではないが調子が悪い状態になってしまったら、「男性更年期障害」を疑っていいでしょう。正式名称は「加齢男性性腺機能低下症候群（ＬＯＨ症候群）」といい、次のような身体症状と精神症状・性機能症状の三つに分かれます。

①身体症状
全身倦怠感、睡眠障害、記憶力低下、暑くもないのに発汗、Ｘ線検査で異常がないのに、骨や関節が痛む
②精神症状
抑うつ気分、不安感、イライラ感、無気力、集中力低下
③性機能症状
性欲低下、勃起障害

現在、日本には約６００万人の男性更年期の潜在患者がいるといわれていますが、そのほとんどは治療もしないで、そのまま放置されています。また、仕事のストレス等で「うつ病」と診断され、うつ薬を服用している方もいるようですが、症状は改善しません。

治療として、「補中益気湯」という漢方薬を服用しながら、筋トレで筋肉を増やすことで、男性ホルモンであるテストステロンが増加し、症状の改善が期待できます。

男性ホルモン量にはかなりの個人差があり、採血時点でのホルモン量ではなく、数年前との比較で男性ホルモンの減少を判断するため、男性ホルモンの検査は意味がありません。医師が患者さんの問診により診断しますが、私の経験では、あまり運動をしていない方に「男性更年期障害」は多いようです。

それでもあなたは、たばこを吸いたいですか？

喫煙はストレスを軽減するのではなく、ストレスをつくり出す

たばこを吸っている友人に「たばこやめたら！」というと、「この一服でストレス

がなくなるのが、わかる？」と反論します。

たばこを吸うと、ニコチンが血流にのって脳に到達し、脳から快楽のホルモン、ドーパミンを分泌させます。ドーパミンというのは、普通、何かに感動したり、何かを達成したりしたときに分泌されるため、喫煙後に心地よい気持ちになるのですが、ニコチンで無理やりドーパミンを分泌させているので、長期にわたってたばこを吸っていると、だんだんと自分の力ではドーパミンが出にくくなってきます。

ドーパミンは快楽のホルモンですから、一度分泌されると、脳はもっと欲しいと要求します。まるで中毒患者のように、またたばこを吸ってしまうのですが、いつしか、たばこを吸わなければイライラするという悪循環に陥り、かえってストレスをつくり出してしまうのです。実は、喫煙による依存性はとても強く、覚せい剤に匹敵するという報告もあるほどです。

私自身はどうかというと、もう何十年もたばこを吸っていません。やめるきっかけは、医学部の学生時代にさかのぼります。解剖の実習で、献体されたご遺体の肺を見たときに、ショックを受けました。たばこを吸っていない方の肺は青いグレーなのですが、たばこを吸っていた方の肺は黒ずんだグレーで、違いは歴然でした。肺はスポンジのような組織で、たばこを吸えばフィルターのように黒ずんでいきます。やめれば、もとのように青いグレーに戻ります。今の私の肺は地中海のような青色だと確信しています。

なぜ、喫煙は体に良くないのでしょうか？　それは、たばこに含まれるニコチンと一酸化炭素に原因があります。ニコチンは血管を収縮させ、血小板の粘着性を高めたり、血中コレステロールを増やしたりします。簡単に言うと、血管を狭くして、中をドロドロにするのです。

また一酸化炭素は、全身に酸素を運ぶ赤血球中のヘモグロビンと結合して、働きを阻害します。一酸化炭素中毒で亡くなる方もいますよね。

長期にわたってたばこを吸っていると、癌・心筋梗塞・肺気腫、慢性気管支炎など、いろいろな疾患を生じやすくなります。胃だって、たばこを吸うと胃への血流が激減して、胃潰瘍を起こしやすくなります。以前、ある学会（日本総合健診医学会）で、たばこを吸ったときに胃の血流がどう変化するかという実験を見ました。X線画像に映し出された胃は、たばこを吸った後に急速に血流が減少して、色が変わっていくのです。なんと恐ろしい。たばこは、ほとんどの疾患の粗悪因子となるのです。

たばこの煙には、数十種類の発癌物質が含まれています。これらが体の中に入ると、細胞の遺伝子を傷つけてしまいます。喫煙が肺癌による死亡の原因であるのは、男性70％、女性20％にもなります。さらに肺癌だけでなく、胃癌・肝臓癌なども、たばこの煙との因果関係があると指摘されています。

「受動喫煙」をご存じですか？　お父さんの指に挟んだたばこから出ている煙を、そばにいる子どもが間接的に吸っている状況を想像してください。実は、たばこを吸っている煙よりも、たばこから立ち上る煙のほうが、数十倍多くの有害物質を含んでいるのです。知らず知らずのうちに、子どもはお父さん以上に有害物質を体の中に入れていることになります。最近、母親や父親の喫煙と小児癌との関連も指摘されています。本当に怖いですね。

さらに、喫煙する母親から生まれた赤ちゃんは、喫煙しない母親から生まれた赤ちゃんに比べ、身長・体重が劣っているという２０１０年の厚生労働省データもあります。[*10]

まだ、たばこを吸っている人、「私はこれで人生をやめました（ちょっと古いですね）」にならないよう、１日でも早く、たばこをやめてください。

良い汗と悪い汗

汗をかいて、自律神経を鍛えよう！

「先生、体調が悪く、自律神経失調症じゃないかと思うんですが……」と言ってくる患者さんが、少なからずいます。そもそも、「自律神経失調症」という病名はありません。一番わかりやすい自律神経が、発汗でしょう。暑くなれば、皮膚の表面にある温度センサー、筋肉にある疲労センサー、そして興奮などの精神的な刺激により、脳の視床下部というところから発汗の指令が出されます。これらはすべて自分の意思ではなく、自律神経が自動的に行っているものです。

「汗はどこから？」と聞くと、ほとんどの人が「体の中から」と答えますが、「血液から」ミネラルなどを取り除いた水分が、汗となって出ているのです。発汗の第一目的は、もちろん体温を下げることですが、脇の下に汗をかくのは、ここにたくさんの血管が通っていて、冷却しやすいためです。緊張などストレス時にも額や首から汗が出ますが、これは脳を冷却するためです。

ここで汗に関する問題を二つ。

問題24　なぜ、手のひらや足の裏から、たくさんの汗が出るのでしょう？

問題25　なぜ、肥満の人は汗をかきやすいのでしょう？

汗には、サラッとした汗とドロドロした汗がありますが、その違いはどこからくるのでしょうか？　発汗の指示が脳から出されると、血液からミネラル分と水分が汗腺に取り込まれますが、ほとんどのミネラル成分は血液中に再吸収され、水分だけが皮膚の表面から出てきます。これが塩分濃度の低い、サラッとした「良い汗」なのです。

一方、体調が悪くなり、発汗を促す自律神経や汗腺の機能が低下してしまうと、ミネラル成分の再吸収が行われず、これらが水分と一緒に体外へ出てしまいます。これが、ドロドロした「悪い汗」です。

さらに緊張したときは、交感神経が興奮して、血管が収縮することにより血流が悪くなり、抹消への血液が行きわたらず、いわゆる血の気が引く状態になります。すると、血液の濃度を維持しようとして汗腺が開き、全身に汗が出てきます。これがいわゆる「冷や汗」なのです。

暑くもないのに汗をかいてしまう病気には、「多汗症」をはじめ、「更年期障害」「甲状腺機能亢進症」など、たくさんありますが、発汗に違和感がある方は、早めに専門医を受診したほうがいいでしょう。

エアコンの効いた部屋でずっと仕事をしていると、汗腺が開きにくくなり、汗をかきにくくなります。発汗には、余ったミネラル成分や老廃物を外に出すという働きもあるため、体液循環が停滞し、さらに自律神経の調節機能も低下してしまい、「自律神経失調症」の状態になり、倦怠感などの体調不良を訴えるようになってきます。

こういった方は、薬やサプリメントを服用するよりも、まずは重い体を引きずってでも、スポーツジムでの発汗運動や、早朝夕方の少し気温が下がったときのランニングでたっぷり汗を流すことで、自律神経が鍛えられ、2、3週間で体調は元に戻ることが期待できます。

〔問題24の答＝手のひらや足の裏には、多くの汗腺が集まっているから。これは人類の祖先である類人猿が木登りをする際の、滑り止めの名残りだといわれています〕

〔問題25の答＝皮下脂肪が体温の放熱を妨げるので、余計に汗をかいて体温を下げる必要があるため〕

健康診断のススメ（PET・胃カメラ・大腸カメラ）

数年前、50代後半の出版関係の社長と飲みに行ったとき、「先生、最近、なんか体調が悪くて……、どこか病気なんですかねえ？」と、相談を受けました。「とりあえず、うちのクリニックに来て、血液検査など、いろいろしてみようか」というと、「いやあ、ここ5年間、なんの検査もしてないいんですよ。怖くて……」という、予期せぬ返事が返ってきました。

それでも強引に来院を促して検査をすると、案の定、少し異常値が出ていました。すぐに大きな病院を受診するよう指示しましたが、「いやあ〜、大丈夫ですよ」と、どうもそのまま放置していたらしく、それから彼の訃報が届いたのは1年後でした。「肺癌」だったのです。無理やり病院に連れて行けばよかったと、今も後悔しています。

「毎年、人間ドックで健診を受けているから、大丈夫！」と思っている方は多いようですが、健診で何の異常もなかったのに、1か月後に癌が見つかったという話は少なくありません。なぜ、こんなことになるのでしょうか？

一般的な健診では、肝機能や血糖値などの血液検査、胸部X線検査、血圧、尿検査、心電図検査、さらに腹部エコー、胃のバリウム検査などがありますが、初期の癌の発見は困難です。

癌以外の病気は、症状が出てきてからでも何とかなるものが多いのですが、癌は悪性であればあるほど、その成長はとても早く、小さな癌細胞が短期間で急速に大きくなります。

私は、毎年、ＰＥＴ検査を受けています。

「第４章」でも紹介しましたが、ＰＥＴ検査は、ブドウ糖に微弱な放射能を出す成分を組み込んだＦＤＰという薬剤を体の中に注入して、「癌細胞は正常細胞より何倍ものブドウ糖を取り込む」という性質を利用して、癌を発見する装置です。

今年も、仲のいい医師が院長をしている健診クリニックに行き、ＰＥＴ検査をしました。院長にＣＴやＭＲＩとどう違うのか聞くと、「遠くに犬が横たわっているとき、ＣＴやＭＲＩは、その犬がそこにいることしかわからないが、ＰＥＴでは、その犬が寝ているのか死んでいるのかわかる」とのこと。要するに、その癌細胞が、より悪性で活動的であったり、転移している場合に、ＰＥＴで発見しやすいのだそうです。

ＣＴでは、体の断面を数センチ間隔で切って撮影したとしても、１㎝以下の癌を発見するのは困難ですが、ＰＥＴ検査だと、はっきりと映し出されます。１年に１回、ＰＥＴ検査をすれば、見逃される癌はほとんどないでしょう。

院長曰く、「ＰＥＴ検査は日々進歩しており、脳腫瘍だってわかる。もうすぐ、アルツハイマー型認知症が発見できるようになります。ただ苦手なのは、胃の検査と腸の検査。これらは胃カメラや腸のカメラで調べてください」ということだったので、胃カメラ検査と腸のカメラ検査（CF検査〈大腸内視鏡検査〉といいます）を、別の後輩の医師のクリニックで2、3年に1回行っています。胃や腸の場合、2、3年に1回で問題ありません。

胃カメラというと、痛いというイメージがありますが、最近の胃カメラはファイバー（管）の径が以前の半分くらいで、鼻腔から挿入するため痛くないのです。胃カメラは日本人が開発し、しかも日本が世界の最先端、医師の技術も世界一！　さすが、手先が器用な日本人。欧米で胃カメラ検査をすると、全身麻酔で1日検査入院しなければならず、医師のカメラ操作技術もお粗末だと聞きました。

ちなみに、仲の良い大腸専門の医師によれば、大腸癌は生活習慣病に関わっているものが多く、そのリスクが高い人は、まずは食べ物を中心に生活習慣から改善すべきだと言っていました。

怒りのコントロール

50歳後半を過ぎた頃から、だんだんと我慢するということが減り、ついつい怒りが爆発することが多くなります。ましてや、最近の若い世代との接触、あるいは行き過ぎたコンプライアンスに納得しない場合は、なおさらです。しかし、心療内科医の意見としては、怒りを無理に抑え込むと、精神的に不安定になり、心を病む可能性も否定できません。

「怒り」は身を守るための本能であり、無理をして抑える必要はないというのが、私の意見です。ただし、怒りを爆発させることで自分がまずい立場に追い込まれる場合は、抑えたほうがいいのは当然ですが……。

私の長い人生経験から（これは心療内科医の経験ではなく、個人的意見）、相手に対して怒りを抑えて怒ると、かえって相手からの恨みを買い、思わぬ反撃を受けます。むしろ怒りを１００％解き放ち……、ただし心の中で怒りを爆発させつつも、叫ぶことなく静かに相手を威嚇するように、理路整然と怒るほうが、相手は萎縮して反撃してきません。

昔、ライオンの狩った獲物を横取りするアフリカの原住民がいるというドキュメンタリーを、テレビで観ました。彼らはライオンに対し、ゆっくりと毅然とした態度で槍で威嚇しながら近づきます。すると、ライオンは獲物を離して立ち去ります。もし、彼らがビクビクしながら中途半端にライオンに迫ると、ライオンは彼らを襲うでしょう。

人間は本来、本能的な動物です。「第5章」でも述べましたが、人間が本能を理性でコントロールし始めてから、まだそれほど時間は経っていないのです。自分よりも明らかに強い立場にある相手に対しては攻撃しませんが、少しでも攻撃して勝てる可能性があれば、立ち向かっていきます。

「いやいや、人間は野生の動物ではないし、日本は法治国家だ。なんかあれば、警察を呼べばいい」という意見は、世界で一番安全な日本に住んでいるから言えることで、ほかの多くの国では、警察はすぐに来てくれないどころか、警察が金銭を脅しとる国だってあります。最終的には自分の身は自分で守らなければなりません。

「怒り」は生き物の「原始的な本能」に基づく感情です。太古の昔、ヒトが他者から生存を脅かされる行為を受けたとき、「このまま見過ごすと、同じことが繰り返され、生存の危機にさらされる」と脳が判断し、交感神経を活発にさせて、攻撃体制となり、相手を威嚇するようになりました。こうすることで、「自分が相手よりも上位に位置する」（マウントを取る）ことを認識させ、二度と同じことをさせないようにしているのです。「怒り」は、身を守るために現れる感情だったのです。

ただし現代の文明社会では、生存を脅かされることはほとんどないので、怒りをある程度コントロールしなければ社会の秩序が乱れてしまいますが、かといって怒りを封印してしまうと、今度は自分自身の生存が危うくなります。

「怒り」を抱いたときに分泌されるのが、次の二つです。

①アドレナリン（体を攻撃的にする）↓体（筋肉・心臓）に作用
②ノルアドレナリン（怒りホルモン）↓脳（中枢神経系）に作用

これらのホルモンは、車のアクセルのようなもので、理性の脳である前頭葉は抑えられ、本能担当の原始脳が活発になり、怒りを噴出させます。

一方、怒りの感情を抑制するホルモン（すなわちブレーキ）が、幸せホルモンとも呼ばれる、セロトニンです。セロトニンの90%は、腸に存在しています。ちなみに、『薬について』の項で触れましたが、腸には第2の脳といわれるくらい神経細胞が密集していて、ストレスでお腹が痛くなったり下痢をしたりするのは、そのせいです。

ところで、思い切り怒りを爆発させた後、時にスッキリした気持ちになりませんか？

これは、相手よりも自分が上位に位置することによる強い満足感と達成感により、快楽の脳内ホルモン、ドーパミンが大量に放出されるためです。人の失敗やミスをネットなどで攻撃してバッシングするのも、抑圧されていた自己主張の感情がせきを切ったように溢れ出し、快楽ホルモン、ドーパミンが大量に放出されて快感を得るもので、「シャーデンフロイデ」（ドイツ語で「喜びの毒」の意味）と呼ばれています。しかし私なら、ネット上でいわれのない誹謗中傷の攻撃を受けたら、弁護士を介して粛々と反撃準備に入ります。

怒りの爆発には、近くにある家具を壊す・大声を出して相手を罵る・やけ食いするなど、さまざまありますが、あまりおススメできません。怒りを心の奥底にしまいこんで、反撃のエネルギーにしてしまえばいいのです。

怒りをエネルギーに変換する方法

怒りは急に出てくるわけではなく、5、6秒のタイムラグがあります。昔から「怒りそうになったら6秒間待て」と言われているのは、そのためです。

そこで、心療内科医が教える、「怒り」をエネルギーに変換する方法。

①鼻から息を深く吸い（１秒）、ゆっくり五つ数えながら、息を吐き出す。
②腕立て伏せ・スクワットなど、疲れるまでやる（走るのもいい）。
③その後、冷静になったら、怒りの分析に着手

怒りの原因は何か？　相手のどこに非があったのか？　それに対し、今後どうすれば、こちらの気が済むのか……？、などと思いを巡らせているうちに、エネルギーがみなぎってくるのがわかります。

女性と男性の脳の違い

「女心と秋の空」というくらい、女性の気持ちは、ほんのちょっとのことで変化します。そんな女性の移り気に振り回された男性が、ストレスを受けたと言って、心療内科にやってきます。一方で、夫の浮気などでストレスを受けたと、女性がやってくることもあります。心療内科の診察室は、もはやもめ事の相談室と化しているのです。

もちろん体の構造上、男性と女性は大きく違っていますが、脳や目の奥にある視細胞も違っています。

まず男性と女性とでは、右脳と左脳をつなぐ脳梁の太さが違います。脳梁というのは、右脳（＝イメージ・感覚）と左脳（＝論理・言葉）をつなぐ架け橋のようなものですが、女性はこの脳梁が太く発達しているため、男性よりも右脳と左脳の情報交換がスピーディで、感じたことや思ったことを、すぐに口に出すことが可能になっています（図14）。

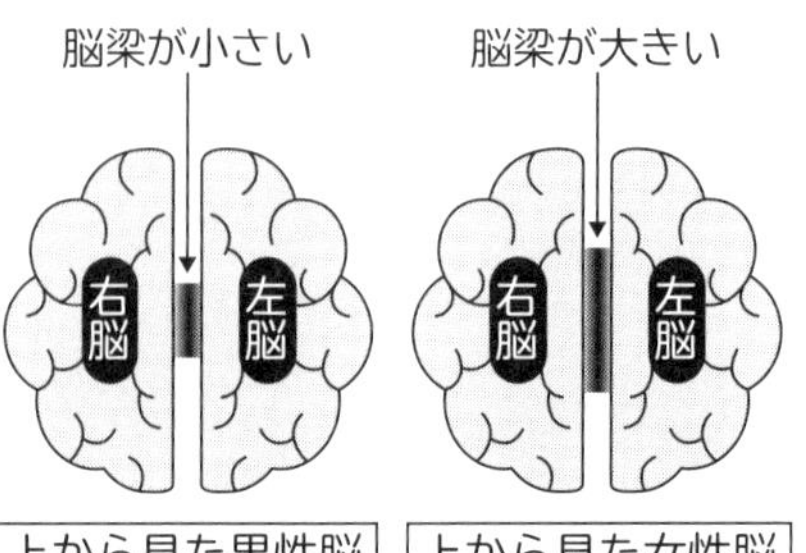

図14　男性の脳と女性の脳

次に、男性と女性とでは、見え方が違うのです。男性の目に映っているものをモニターに映すとテレビの普通の画面レベルなのですが、女性の目に映っているものは、さしずめハイビジョン、４Ｋに匹敵します。男性より女性のほうが、くっきりハッキリと見えていることになります。

３番目に、男性と女性とでは、視細胞の感度が違います。

私たちの目の網膜の奥には、光を感じることができる視細胞というものがあり、暗い光にも反応するが色を識別できない桿体細胞と、明るい光にしか反応しないが色を識別できる錐体細胞とがあります。錐体細胞には赤・緑・青の光を感じることができる３種類の細胞があるのですが、女性のほうが男性より、赤と緑の感度が高いのです。

女性は男性より、くっきりハッキリ見えて、しかも赤と緑の感度がいい。だから、女性は小さな変化をも見逃さないのです。

昔からよく「男性は理屈で動き、女性は感性で動く」といわれますが、実際、女性はわずかな変化を感じとり、急に嬉しくなったり、悲しくなったり、そのときの気分で動く傾向があります。

また、男性と女性の違いについては、たとえば、「男性が忘れてほしいことを、女性はいつまでも覚えている」とか、「男性は好きだと嘘をつき、女性は嫌いと嘘をつく」など、いろいろ思い当たることがあると思います。

このように、ものごとの捉え方が男性と女性で全く異なるのは、単に身体上の違いや脳の違いだけではないようです。もちろん遺伝子上でも、男性の染色体ＸＹ、女性の染色体XX、という大きな違いはありますが、体は男性なのに、考え方やものごとの捉え方が完全に女性であるケースを何度も経験しています。

いまだに、男性と女性がなぜこんなに違うのか、謎だらけなのです。

しかし、一つだけハッキリしていることは、男性は女性が突然変異してできた、副産物だということです。いくら男性が威勢を張っても、産みの親である女性には勝てないのです。

問題26

「なんのために生きているんですか？」と聞かれたら、どう答えますか？

自分では何もしない奴ほど、人のやることに文句を言う

心療内科クリニックには、心の病気やストレスによる諸症状以外に、人生に行き詰

まった人や人生に疲れた人、さらに仕事で失敗して挫折感から立ち直れない人まで、さまざまな問題を抱えた人が、救いを求めてやってきます。

時には、「先生は、なんのために生きているんですか？」と聞いてくる患者さんもいます。

そんなときは、「あなたは、なんのために生きているんですか？」と、質問に対して質問で答えます。たいてい患者さんは、「今まで○○と思って生きてきたのですが、挫折してわからなくなって……」と、今までの経緯について語り始めます。こうやって誰かに話すことで、頭の中は整理され、患者さんは落ち着きを取り戻すことが多いのです。

こういった悩みを持つ方の多くは、人間関係でのストレスが原因であることがほとんどです。人から何かを言われたり、誹謗中傷を受けたりしたことが原因でマイナス思考になって、何もできなくなっているのです。

私は彼らや彼女たちに、紙に次の一文を書いて渡します。

「自分では何もしない奴ほど、人のやることに文句を言う」

人から何か言われたら、この一文を思い出して！と、付け加えて……。この時点で、私はもはや心療内科医ではなく、僧侶になっています。

一般に、精神的・経済的に自らの身を削り、血を流した経験がない人に限って、できもしないのに「ああだ！　こうだ！」と、口を挟む傾向があります。「言うは易く、行うは難し」だとわかっている人は、人がやっていることに対して、寡黙になります。

「攻撃は最大の防御」――これは戦国時代の武将、武田信玄の言葉ですが、実は、信玄の治める甲斐の国は農耕地が少なく、蓄えもない貧しい国であり、攻められたらひとたまりもなく、攻撃するしかほかに手立てがなかったので、この言葉を発したといわれています。

自分に自信がなく、何もできない、あるいは、何もしたことがない人は、その不安を払拭するために、外に向け人を攻撃することで、自らの身を守ろうとします。武田信玄が「自分では何もしない奴」という意味ではなく、自分に自信がない人は、とかく自分以外を攻撃するということのたとえです。

誰かに何かを言われたり、誹謗中傷を受けたりしたら、「この人は自分に自信がないから、ほかの人を攻撃しているのだ！」と思ってください。

〔問題26の答＝「あなたは何のために生きているんですか？」と質問に対し、質問で答える。「わからないから聞いている」と言われたら、自分の意見は言わず、相手の立場になって一緒に考える〕

＊10　厚生労働省『平成22年度乳幼児身体発育調査』（https://www.e-stat.go.jp/stat-search/files?page=1&toukei=00450272&tstat=000001024533）

おわりに

私たちの体は、魂の入れ物ですが、魂と深いところでつながっていて、つらいことがあるとすぐに影響を受け、ボロボロになってしまいます。だからこそ、普段からストレスの影響を受けにくい強靭な体をつくっておかなければなりません。逆に強靭な体は、時に挫けそうな心を支えてくれます。

この本を書いた後も、私のジェットコースター人生は続いており、つらいことがあるたびに、スポーツジムで頭が真っ白になるまで汗を流して、ストレスを発散しています。

私の経験が少しでも皆さんのお役に立てればと思い、執筆しました。ぜひ、この本に書いてあることを実践して、皆さんも強い心と体で人生をエンジョイしていただきたい、これが私の願いです。

私は10年以上、月刊生活情報紙『Wendy広島』に「Dr.長井の悩み相談室」というコラムを執筆しています。ある日、南々社の西元俊典さんが訪ねて来られ、「今月のWendyのコラムの内容はとても面白い。本にされたらどうですか?」と提案されたことが、この本を書いたきっかけです。

南々社の西元さん、そして『Wendy広島』のコラムからの一部転用(そのままではなく、書き直しています)を許可してくださった、発行元の合人社グループの福井滋代表に感謝いたします。

2024年5月

長井 敏弘

長井 敏弘（ながい としひろ）

心療内科医＆美容内科医
医療法人ハンス（宮内総合クリニック、ハンス美容クリニック）理事長
元岡山大学医学部臨床教授、広島城北医会会長
総合進学塾／予備校（長井ゼミ・ハンス、医系学舎）主宰

大学卒業後、数々の職業を経て、27 歳で広島大学医学部に再入学。卒業後、大手予備校で衛星授業数学講師、参考書執筆。その後、心療内科医として医療法人設立、同時に総合進学塾／予備校を経営。現在、地元テレビ番組にレギュラー出演中。企業や学校関係などで多数講演。複数の月刊紙にコラム連載中。

【著書】『医学で合格る勉強法』(すばる舎)、『長井の数学バイブル』(代々木ライブラリー) など。

＊「図７　アインシュタインが述べたことをもとに描かれた風刺画」（p.110）は、著作権者の所在を探しましたが、見つかりませんでした。著作権者ご本人または関係者の方がいらっしゃいましたら、ご連絡ください。

●装　　幀　　スタジオギブ
●本文 DTP　　大原 剛　角屋 克博
●図版・イラスト　　服部 束紗　富田 鈴
●編　　集　　本永 鈴枝

50歳代から脳と体を
鍛えなければ、65歳を過ぎて
老化は一気に加速する

2024 年 7 月 1 日　初版第 1 刷発行

著　　者　長井 敏弘
発 行 者　西元 俊典
発 行 所　有限会社 南々社
〒 732-0048　広島市東区山根町 27-2
TEL 082-261-8243　FAX 082-261-8647
印刷製本所　株式会社 シナノ パブリッシング プレス

© Toshihiro Nagai, 2024 Printed in Japan
※定価はカバーに表示してあります。
落丁・乱丁本は送料小社負担でお取り替えいたします。
小社宛お送りください。
本書の無断複写・複製・転載を禁じます。
ISBN978-4-86489-171-4